—

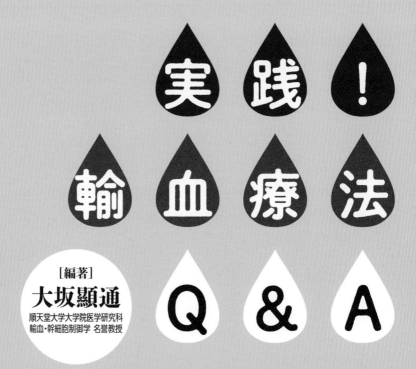

実践！輸血療法 Q&A

[編著]

大坂顯通

順天堂大学大学院医学研究科
輸血・幹細胞制御学 名誉教授

中外医学社

●執筆者 （執筆順）

大 坂 顯 通　順天堂大学大学院医学研究科輸血・幹細胞制御学名誉教授

塩 野 則 次　東邦大学医療センター大森病院輸血部・臨床工学部・
　　　　　　　心臓血管外科臨床教授

岡 田 尚 子　順天堂大学大学院医学研究科麻酔科学准教授

山 本 晃 士　埼玉医科大学総合医療センター輸血細胞医療部教授

加 藤 栄 史　愛知医科大学輸血部・細胞治療センター教授

熊川みどり　福岡大学病院輸血部診療部長，准教授

まえがき

　本書を執筆するきっかけは，私が 2006 年に中外医学社から出版させていただいた「輸血療法トラブルシューティング」について，コンセプトは踏襲し内容を刷新した本を発刊してはどうかと，中外医学社企画部の方からお話しをいただいたことにあります．「輸血療法の実施に関する指針（令和 2 年 3 月改正）」および「血液製剤の使用指針（平成 31 年 3 月改正）」の改正を含め，輸血療法の状況は少しずつ変化してきており，「輸血療法トラブルシューティング」の内容も現状に追いつかなくなった感は否めませんでした．また，日本医療研究開発機構（AMED）大坂班「ICT を活用した血液の需要や適正使用の向上に関する研究（平成 27〜29 年度）」において，オンライン輸血教育システム（e-learning）および学習支援システムの開発を担当したのですが，私の力量不足もあり満足のいく結果を残せませんでした．班員の先生方にはご尽力いただいたにもかかわらず，不完全燃焼の感を残したまま申し訳なく思っておりました．今回，「輸血療法トラブルシューティング」の内容を刷新した本の出版についてお話しをいただいた時に，AMED 研究班において作成した学習支援システムの内容について，少しでも反映した本を作りたいという気持ちが強くなりました．幸い，班員の先生方にもご執筆いただくことをご了承いただいたことで，本書は共著という形で出版することになりました．

　本書の特徴は，輸血療法を実践する上で「こんな時にどうする」といった困った時に，本書の設問と解説をもとに問題を解決していただく Q&A 形式の本です．本書は，臨床現場において輸血療法を実践する医療従事者，特に医師と看護師を対象に企画されました．臨床検査技師の方を念頭におかなかった訳ではないのですが，輸血関連検査の技術的な内容に深く立ち入ることは，本書のコンセプトが不明瞭になってしまうことを避けたかったからです．また，100 という設問数は少ないのではないか，というご指摘はあると思いますが，本という紙媒体ではボリュームを制限せざるを得なかったというのが実情です．

　本書は，第 I 部医師編，第 II 部看護師編，第 III 部ミニキーワード集の 3 部構成です．第 I 部医師編は，分野別とシチュエーション別に分け，シチュエーション別の方は AMED 研究班の先生方との共著となります．第 II 部看護師編は，輸血療法の

現場での疑問について解説を記載しています．第Ⅰ部と第Ⅱ部の本文において，100の設問に関連するキーワードを赤字で示し，第Ⅲ部を参照できるようにしました．第Ⅲ部ミニキーワード集は，キーワードに付けた番号（Q000）から逆に設問を選択できるようにしました．本書において，各設問の記載に重複する部分がありますが，Q&A毎に読まれることを念頭においているためです．本書は，輸血療法の実践に主眼をおいており，個々の病態に関する記述は必要最小限にとどめておりますので，必要な場合には他書を参照していただければと思います．

　臨床現場において輸血療法を行う上で迷った場合などに，本書を参照していただけましたら，著者としてこの上ない喜びです．本書の発刊にあたり，企画の段階から完成に至るまでご尽力いただいた中外医学社企画部の小川孝志氏および鈴木真美子氏に深謝いたします．また，挫折しそうになった時に励ましてくれた家族なしに，本書は完成しませんでした．改めて感謝の意を表したいと思います．

　　　2021年7月，コロナ禍の終息を願いつつ…

大 坂 顯 通

目 次

Ⅲ ミニキーワード集 〈大坂顯通〉137

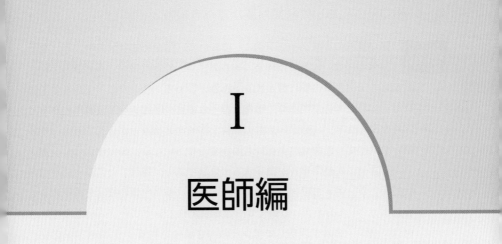

I

医師編

1-1. 分野共通

Q 001
輸血療法において医師が果たすべき役割とは何か

解説 　輸血療法のカスケード（図 1）において，輸血療法は輸血の決定，患者検体の採血，輸血関連検査，輸血の準備，輸血の実施，患者観察，輸血副反応のチェックの順に行われる．医師が関わるステップとして最も重要なのは，①輸血の決定であり，輸血を行うために，②輸血用血液製剤の選択，③輸血量の決定，④輸血同意書の取得，⑤輸血の申込みが必要であり，看護師と共同して，⑥輸血の実施にも関与することになる．輸血療法は，職種が異なる複数の医療従事者が関与する治療法であり，職種ごとに基本的な役割は異なるが，各々の役割内に留まることなく，他の職種の役割を理解することにより，1 人の患者に対して安全な輸血療法を行うことが可能となる．医師は，まず，患者を診察して輸血療法の必要性を判断し，「血液製剤の使用指針（平成 31 年 3 月改正）」に基づいて輸血用血液製剤（あるいは血漿分画製剤）を患者の病態から判断して選択し，適切な輸血量を決定する．次に，

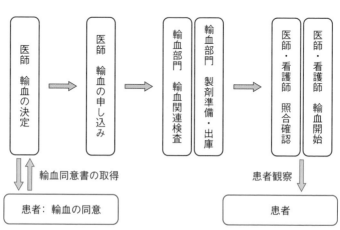

図 1　輸血療法のカスケード
（大坂顯通. 輸血学・血液学小事典. 東京: 中外医学社; 2017. p.380）

JCOPY 498-01930

患者（あるいは患者家族）に対して輸血療法の必要性をわかりやすい言葉で説明し，理解されたことを確認した後に輸血同意書を取得する．さらに，輸血部門へ輸血の申込みを行うが，輸血の申込みに際して患者氏名と血液型データを誤りなく伝える（入力する）ことに細心の注意を払う必要がある．また，輸血部門の臨床検査技師から疑義照会があった場合には，申込み内容が輸血用血液製剤（あるいは血漿分画製剤）の適応基準に準拠していない可能性がある．疑義照会は，医療行為における医師の裁量権を侵害するものではないが，薬剤師による処方箋の疑義照会と同様に，輸血の申込みに際しても，医師は真摯に応対することが求められる．輸血療法における医師の役割は輸血の指示出しまでであって，輸血の実施は看護師の仕事であり医師の仕事ではないと考える医師が存在するようである．私が勤務していた順天堂医院では，医師と看護師の2人による読み合わせ確認（ダブルチェック）後に輸血を開始することを原則としていた．大学病院で医師が多数勤務しているから可能なのだという反論はあるかもしれない．しかし，輸血前の患者の不安を考えたとき，ベッドサイドに短時間でも医師がいたらどれだけ安心するか想像していただきたい．安全で安心な輸血療法を行うことは医師の責務なのである．

Q 002
輸血を安全に行うためにどのような院内体制が必要か

解説　輸血療法は，職種が異なる複数の医療従事者が関与する治療法であり，医師・看護師・コメディカル（臨床検査技師，ときに臨床工学士）と職種ごとに基本的な役割は異なるがオーバーラップする部分もあり，職種間のコミュニケーションをとることが重要である．輸血を安全に行うための院内体制として，輸血部門は中心的な役割を果たす部署であり，医療機関全体の意思疎通を図る意味で輸血療法委員会の役割も重要である．輸血部門では輸血関連検査を行うだけではなく，輸血用血液製剤の入庫・保管管理・出庫を行い，患者に輸血された後の副作用・合併症の把握まで，医療機関内の輸血療法全体を俯瞰する立場にある．したがって，臨床検査部門のなかで輸血関連検査のみを行い，輸血用血液製剤の保管管理は薬剤部門が行うなど，輸血部門が一元管理されていない医療機関では，安全な輸血療法を行うことは困難だと思われる．また，廃棄血を削減するためには，輸血部門と各診療科と

のスムーズな連携が不可欠である．輸血部門は臨床検査部門の一部ではなく，一元管理された独立した部署として機能することで，初めて輸血療法全体を俯瞰することができるのである．また，輸血療法委員会は，輸血療法を適切に実施するために病院全体で連携して運営する委員会である．委員会のメンバーは，病院管理者および輸血療法に関わる各職種（医師，看護師，臨床検査技師，薬剤師，病院事務担当者など）から構成される．輸血療法委員会では，血液製剤の使用状況や輸血療法に伴う副作用・合併症の発生状況，および輸血関連情報の通達などについて検討される．

Q 003 輸血を行うためにインフォームド・コンセントは必要か

 解説　インフォームド・コンセントは，医師と患者との十分な情報を得た（インフォームド）上での合意（コンセント）を意味する概念である．医師が医療行為を行う際に，患者（あるいは患者家族）に医療行為の内容について理解しやすい言葉でよく説明し，文書にて同意を得るものである．手術・検査（内視鏡検査や放射線学的検査で造影剤を使用する場合）・治験などで広く用いられているが，輸血を行う場合にもインフォームド・コンセントが必要である．原則として，輸血を行う前に，説明して同意を得る必要がある．輸血療法におけるインフォームド・コンセントは，診療報酬体系の要件となっていることから，医療機関の事務部門（医事課）が輸血同意書の取得をチェックしていると思われるが，輸血部門も何らかの形で輸血同意書の管理に関わることが望ましい．インフォームド・コンセントの取得に際して，説明に必要な項目として，①輸血療法の必要性，②使用する血液製剤の種類と使用量，③輸血に伴うリスク，④医薬品副作用被害救済制度・生物由来製品感染等被害救済制度と給付の条件，⑤自己血輸血の選択肢，⑥感染症検査と検体保管，⑦投与記録の保管と遡及調査時の使用，⑧その他，輸血療法の注意点，などがあげられる．すべてに漏れなく説明することは困難であり，重要な事項，頻度が高い事項，患者が関心を抱いている事項などに絞って説明し，最後に質問の機会を設け，十分に理解されたことを確認することが重要である．

Q 004
病院の事務部長から輸血管理料を取得できないかと言われた

解説 輸血療法に関連する診療報酬として，輸血管理料（管理加算），検査料，輸血手技料（輸血料），薬剤料（輸血用血液製剤と血漿分画製剤），注射料，放射線照射料，自己血液採取料がある．このなかで，輸血管理料は，輸血管理体制の整備と施設基準，および適正使用の評価基準値を満たすことで算定される．輸血管理料Ⅰは輸血管理料Ⅱと比較して保険点数は2倍であるが，専任の輸血責任医師と専従の臨床検査技師の配置，輸血部門におけるアルブミン製剤の一元管理など，取得条件が厳しくなっている．両者に共通した取得基準として，輸血関連検査（ABO血液型，Rh血液型，交差適合試験，不規則抗体スクリーニング）の24時間実施体制の構築，輸血療法委員会の設置，輸血副作用監視体制の構築，「輸血療法の実施に関する指針」と「血液製剤の使用指針」の遵守である．また，適正使用加算とは，新鮮凍結血漿（FFP）の使用量（血漿交換療法における使用量の1/2を減じた値）を赤血球濃厚液（MAP）の使用量で除した値が，輸血管理料Ⅰを算定する保険医療機関では0.54未満，輸血管理料Ⅱでは0.27未満であり，かつ，アルブミン製剤の使用量をMAPの使用量で除した値が2未満であることとされている．輸血管理料における適正使用加算は，主にFFPとアルブミン製剤の使用量を削減する目的で策定されたものであり，輸血用血液製剤全体の適正使用については別途策定されることが望まれる．

Q 005
輸血療法委員会の議題は「輸血療法の実施に関する指針」の改正であった

解説 輸血療法委員会は，輸血療法を適切に実施するために医療機関全体で連携して運営する委員会である．「輸血療法の実施に関する指針（令和2年3月改正）」のなかで，輸血の管理体制の在り方として，"輸血療法を行う医療機関の管理者は，輸血療法に携わる各職種から構成される，輸血療法についての委員会を医療機関内に設けることが望まれる"と輸血療法委員会の設置が推奨されている．同指針において，"この委員会を定期的に開催し，輸血療法の適応，血液製剤（血漿分画製剤を含む）の選択，輸血用血液の検

査項目・検査術式の選択と精度管理，輸血実施時の手続き，血液の使用状況調査，症例検討を含む適正使用推進の方法，輸血療法に伴う事故・副作用・合併症の把握方法と対策，輸血関連情報の伝達方法，院内採血の基準や自己血輸血の実施方法についても検討するとともに，改善状況について定期的に検証する．また，上記に関する議事録を作成・保管し，院内に周知する”とされている．委員会のメンバーは，病院管理者および輸血療法に関わる各職種（医師，看護師，臨床検査技師，薬剤師，病院事務担当者など）から構成される．医師に関しては，輸血責任医師を含め，輸血療法を行っている複数診療科の医師をメンバーとすることが望ましい．医療機関における輸血療法に客観性を持たせる意味で，多面的な議論が行えるメンバーで委員会を構成することが肝要である．指針から大きくはずれ，適正使用から逸脱している場合には，当該診療科の主治医らと検討を行い，協力して輸血療法の適正化を目指す必要がある．診療報酬における輸血管理料の施設基準として，輸血療法委員会の設置と年6回以上の委員会の開催が必須とされている．輸血療法委員会の委員長は，特記すべき検討内容が生じた場合，具体的には，行政からの通知や指針が改正されその情報を速やかに伝達する必要がある場合，および医療機関内において輸血に関連する事故や重大な副作用・合併症が発生した場合には，適宜，委員会を招集する必要がある．また，行政からの輸血関連情報の通達があった場合には，議題として取り上げて医療機関内に周知徹底を図ることも重要である．特に，厚生労働省から発出される「輸血療法の実施に関する指針」および「血液製剤の使用指針」が改正された場合には，変更点の内容にもよるが，臨時の輸血療法委員会を開催して速やかに情報を共有することが必要である．輸血療法委員会の議事録は，診療報酬請求の拠り所として，行政による医療監視等においても閲覧を求められることがある．

006
病院の事務部長から合同輸血療法委員会に出席するように言われた

解説　輸血療法委員会は医療機関単位の組織であるが，合同輸血療法委員会は，都道府県単位で組織される委員会である．医療機関によって輸血管理体制や安全対策は様々であることが予想されることから，日本全体の輸血

医療の適正化を進め，輸血の安全性を担保するためには，都道府県内の各医療機関における輸血の実施状況を比較検討し，輸血用血液製剤の適正使用や安全対策の向上を目的とした体制が必要である．委員会のメンバーは，主要医療機関において輸血療法にかかわる医師，看護師，臨床検査技師，薬剤師などに加え，日本赤十字社血液センターの所長および職員，各都道府県の医療行政にかかわる担当者などで構成される．合同輸血療法委員会では，①都道府県内の各医療機関における輸血の実施状況，②血液製剤の廃棄状況，③血液製剤の適正使用を推進するための輸血関連の講演会開催などについて検討する．医療機関において輸血用血液製剤の不適切な使用が疑われる場合には，それを正すために，相談や意見交換を行う体制をつくる必要がある．しかし，輸血医療に取り組む姿勢は医療機関によって温度差があることが予想され，その場合には行政が主導せざるをえない状況も考えられる．輸血療法に関連する診療報酬において，輸血管理料のなかで適正使用加算が設定されている（Q004 参照）．しかし，この適正使用加算は FFP とアルブミン製剤の使用量削減が主な目的で策定されたものであり，輸血用血液製剤全体の不適切な使用を抑止するインセンティブが，別途必要であると思われる．設問では，合同輸血療法委員会に出席するように指示されたということである．他の医療機関における輸血療法の状況を知ることは，自分が所属する医療機関の状況を客観的に分析する良い機会と捉え，合同輸血療法委員会に出席することは有意義だと考えられる．

Q *007*
血液型検査を依頼したら判定保留の結果が返ってきた

解説　血液型検査で判定保留となる場合の多くは，ABO 血液型検査においてオモテ検査とウラ検査の不一致が生じた場合であり，いわゆるランドシュタイナーの法則に従わない場合をいう．オモテ検査とウラ検査の検査結果が一致しない場合には，判定保留として不一致となった原因を解明する必要がある（表1）．赤血球側の要因として，赤血球の抗原性が減弱するために，オモテ検査において抗 A 血清あるいは抗 B 血清に対する凝集が認められない場合があり，①亜型（あがた）や，②悪性腫瘍に随伴する ABO 血液型の変異が相当する．一方，赤血球の抗原性が増強する病態として，③獲得性 B がある．血清側の要因として，規則抗体が存在しないか抗体力価が非

表 1　オモテ検査とウラ検査の不一致（大坂顯通. 輸血学・血液学小事典. 東京: 中外医学社; 2017. p.39）

1. 赤血球側の要因
   　亜型
   　白血病などにより後天的に抗原性が減弱した血球
   　獲得性 B
   　直接抗グロブリン試験陽性

2. 血清側の要因
   　生後 1 カ月未満の新生児
   　先天性免疫不全症候群（X 連鎖無ガンマグロブリン血症など）
   　血清蛋白異常（高ガンマグロブリン血症など）

3. 技術的要因
   　ヒューマンエラー
   　検査試薬の汚染
   　判定時の遠心が強い

常に低下している場合に，ウラ検査において A_1 血球あるいは B 血球に対する凝集が認められない場合があり，新生児や無ガンマグロブリン血症が相当する．また，④高ガンマグロブリン血症では非特異的な凝集反応が認められる．

①亜型：ABO 血液型において，遺伝的に血液型抗原の性状に異常を認める変異型を亜型と呼ぶ．赤血球抗原量が減少しているもの，血清中に抗 A_1 抗体などの不規則抗体を保有するもの，分泌型であれば唾液中の型物質量に違いを認めるものなどがある．典型的な ABO 亜型は，血液型糖転移酵素をコードする遺伝子の変異により糖転移酵素活性が低下し，赤血球上の A 抗原あるいは B 抗原の抗原決定基数が減少するために，赤血球の抗原性が減弱するものである．ABO 血液型検査のオモテ検査において，亜型では，抗 A 血清あるいは抗 B 血清に対して凝集が認められないか極めて弱い反応であり，O 型と判定される可能性がある．ウラ検査では，A_1 血球あるいは B 血球に対する反応はほぼ正常である．

② ABO 血液型の変異：赤血球の A 抗原および B 抗原の有無は遺伝的に決まっており，一般的に環境によって変化することはない．しかし，白血病や固形がんなどの悪性腫瘍患者において，赤血球の抗原性が減弱することにより血液型が変異することがある．後天的な要因により，糖転移酵素活性の低下による抗原決定基の減少が赤血球の抗原性減弱を引き起こすと考えられる．遺伝的な要因による亜型に類似した機序によると考えられる．

事例をあげるとすれば，A型の患者が白血病を発症したことにより，血液型が"非常に弱いA型"に変化してO型と判定されることがある.

③獲得性B：獲得性Bとは，A型患者において，B型様抗原が出現するために"A型が見かけ上AB型に変異する現象"である．腸閉塞や大腸がんなどで直腸あるいは結腸の閉塞が起こると，異常増殖した細菌が放出する酵素 deacetylase が，A型抗原決定基であるN-アセチルガラクトサミンに作用し，アセチル基を切断してガラクトサミンに変化させると，これがB型抗原決定基であるD-ガラクトースに類似するので，血液型判定用の抗B血清と弱い反応を示すために起こる現象である．あくまでも，ABO血液型検査のオモテ検査の反応であり，ウラ検査では本来のA型（抗B抗体をもつ）である.

④高ガンマグロブリン血症：単クローン性高ガンマグロブリン血症をきたす多発性骨髄腫や原発性マクログロブリン血症，および多クローン性高ガンマグロブリン血症をきたす膠原病などの患者では，血清粘稠度が亢進していることから，ABO血液型検査や交差適合試験において非特異的な凝集反応が認められる．赤血球は陰性荷電により互いに反発しあっているが，多量のガンマグロブリンが存在すると赤血球の陰性荷電をキャンセルし，赤血球同士が凝集しやすい状態になる（連銭形成）．したがって，ウラ検査において，O型赤血球を含むすべての血球に対して凝集反応が認められる.

Q 008
患者家族から生後1カ月の子どもの血液型を調べてほしいと言われた

解説　液性免疫を担う免疫グロブリン（Ig）は生後数カ月以降から産生されるので，新生児ではIgMクラスの規則抗体（抗A抗体，抗B抗体）が存在せず，ABO血液型検査のウラ検査において検査用血球に対する凝集が認められない．したがって，新生児において，正しいABO血液型（オモテ検査とウラ検査の結果が一致する）を確定することはできない．新生児に赤血球輸血を行う場合は，オモテ検査のみで判定せざるを得ないが，規則抗体が存在しないことから，重篤な急性溶血反応は生じないともいえる．しかし，ABO血液型を無視して輸血を行って良いわけではない．新生児の赤血球に

は血液型抗原が発現しており，血漿成分を含む血小板製剤や新鮮凍結血漿（FFP）を輸血する場合には，オモテ検査の結果をもとに，輸血用血液製剤中の規則抗体が新生児赤血球を破壊しない組み合わせの血液製剤を選択する必要がある．「輸血療法の実施に関する指針（令和2年3月改正）」のなかで，乳児の検査において，"乳児では，母親由来の移行抗体があることや血清中の抗A及び抗B抗体の産生が不十分であることから，ABO血液型はオモテ検査のみの判定でよい．RhD抗原と不規則抗体スクリーニングは（成人と）同様に行うが，不規則抗体の検査には患者の母親由来の血清を用いても良い"とされている．設問では，生後1カ月の子供の血液型を調べてほしいということであるが，生後1年未満の児では自然抗体（規則抗体）の産生が不十分であることを踏まえ，生後1年以降に検査することを勧めるのが妥当だと思われる．

Q 009
輸血の説明中に，患者から放射線を照射した血液製剤を輸血しても大丈夫かと言われた

解説 輸血後移植片対宿主病（PT-GVHD）は，輸血用血液製剤中に残存する献血ドナー由来のリンパ球（移植片）が，患者に輸血された後，異物として排除されずに患者体内で増殖し，患者組織を攻撃する病態である．臨床症状として，輸血1〜2週後に，発熱と皮膚の紅斑（全身の水疱を伴う紅皮症）が出現し，続いて肝機能障害，下痢や下血などの消化器障害が起こり，さらに骨髄無形成による汎血球減少症を呈し，最終的に敗血症などの重症感染症や大量出血によりほとんどの患者が死の転帰をとる．危険因子として"非自己"のリンパ球を拒絶できない場合で，免疫不全状態の患者だけではなく，基礎疾患として免疫不全がない患者でも起こりうる．献血ドナーが主要組織適合抗原であるHLA抗原のホモ接合体で，患者がこの抗原のヘテロ接合体の組み合わせで，"HLAの一方向適合（HLA one-way match）"が生ずる場合である．患者からみると，献血ドナーのリンパ球を"非自己"として認識できず拒絶しないが，献血ドナー由来のリンパ球（移植片）からみると，患者（宿主）を"非自己"と認識して攻撃する（図2）．確立された治療法がなく，いったん発症すると致死率が非常に高いことから予防法が重要である．リンパ球は，他の血球と比較して放射線感受性が高いことから，新鮮

JCOPY 498-01930

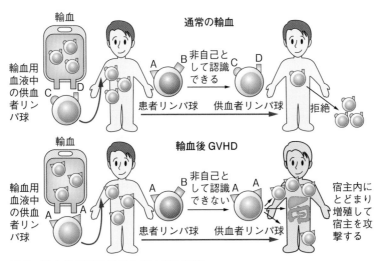

図2 輸血後移植片対宿主病の発症機序
(大坂顯通. 輸血学・血液学小事典. 東京: 中外医学社; 2017. p.358)

凍結血漿（FFP）（血球成分を含まない）を除く輸血用血液製剤に対して，15Gy 以上 50Gy 以下の放射線を照射してリンパ球を不活化した放射線照射血を使用する．2000 年より，輸血を行うすべての患者に対して，放射線照射血を使用することが推奨されており，新規の PT-GVHD 患者は発生していない．注意すべき点として，放射線照射後の赤血球製剤は，放射線を照射しない製剤と比較して，保存に伴って上清中のカリウム濃度が増加する．胎児，低出生体重児，新生児，腎障害患者，高カリウム血症の患者，急速大量輸血を必要とする患者などにおいては，高カリウム血症をきたすか増悪させることがあるので，照射日を確認して速やかに使用するなどの対処を行うことが必要である．

Q 010
輸血を予定している患者の入院時検査で寒冷凝集素が強陽性と判定された

解説 寒冷凝集素とは，体温以下，とりわけ 28〜31℃ の低温において赤血球を凝集させる抗体であり，37℃ では凝集させない．IgM 型の寒冷凝集素は寒冷凝集素症（CAD），IgG 型の寒冷凝集素は発作性寒冷ヘモグロビン

尿症で認められる Donath-Landsteiner（DL）抗体が代表的なものである．血液型のなかで，I 血液型は，ABO 血液型や Lewis 血液型と同様に糖鎖抗原系血液型であり，I 血液型抗原（I, i）に対する抗体，すなわち抗 I 抗体は通常 IgM 型の 4℃ で反応する抗体である．抗 I 抗体は，健常人の血清中にも存在するが力価は非常に低く，寒冷凝集素症（CAD）患者では，力価が非常に高い抗 I 抗体（まれに抗 i 抗体）が冷式の自己抗体として産生されるために，自己免疫性溶血性貧血（AIHA）を引き起こす．CAD は，日本において AIHA の 20% 程度を占めるまれな疾患である．CAD 患者の身体の一部が寒冷に曝露されると，寒冷凝集素が補体 C3 とともに赤血球に結合して赤血球は脾臓で破壊される（血管外溶血）．温度が上昇すると抗体は赤血球から遊離するが，補体は結合したまま残るために，補体系が活性化されて血管内溶血が引き起こされる．すなわち，CAD では血管外溶血と血管内溶血の両者が認められる．検査所見として，血清中の寒冷凝集素値の上昇，直接抗グロブリン試験では補体成分が検出され，採血後の採血管を放置した場合には赤血球が凝集する．IgM 型自己抗体が赤血球に結合している場合，ABO 血液型検査あるいは直接抗グロブリン試験（DAT）において偽陽性反応を認めることがある．解決法として，①37℃ に加温した生理食塩液を用いて赤血球を洗浄する，あるいは，②試薬である DTT（dithiothreitol）か 2-ME（2-mercaptoethanol）を加えて赤血球を 37℃ に加温することにより検査を行うことが可能となる．

Q 011
輸血部門の臨床検査技師から輸血オーダを修正するように言われた

解説 医師は，患者に対して輸血の決定を行った上で，輸血関連検査を行って患者の血液型（ABO 血液型，Rh 血液型）と不規則抗体の有無を確認する．「血液製剤の使用指針」に基づいて患者に必要とされる輸血用血液製剤の製剤種類と輸血量を決定し，輸血部門に輸血の申込みを行う．輸血用血液製剤の依頼は，使用目的（輸血の実施場所）によって手術用準備血と準備血以外に大別される．手術用準備血は，文字通り，手術に際して使用する輸血用血液製剤を依頼する場合であり，依頼はしても実際に使用しない可能性があるものを含んでいる．一方，準備血以外とは，一般的に病棟や外来部門で

輸血を実施する場合であり，依頼すれば必ず使用することから，赤血球製剤であれば交差適合試験を済ませて準備することになる．この分け方は便宜的ではあるが，交差適合試験を行って準備するか否かの違いは，輸血部門にとっては大きな違いである．具体的な依頼方法として，医療機関によって，電子カルテ上でオーダリングにより依頼する場合，あるいは電話とファックス（口頭の依頼のみでは不確実）で依頼する場合があると思われる．筆者が勤務していた順天堂医院では，医師と臨床検査技師が対面で直接依頼する方式をとっており，患者個々に対して，適切な輸血用血液製剤の選択と輸血量をその場で決定し，問題があればその場で修正することが可能である．医師が輸血部門へ足を運ぶというデメリットは存在するが，輸血前監査を行うことで適正輸血を実践することが可能である．設問では，輸血部門の臨床検査技師から輸血オーダを修正するように言われたということなので，電子カルテ上ですでに行った輸血オーダに対して，薬剤師が日常的に行っている疑義照会と同様の連絡があったと解釈できる．医師は，「血液製剤の使用指針」に基づいて輸血用血液製剤（あるいは血漿分画製剤）を選択し，適正な輸血量を決定して輸血の申込みを行う必要がある．輸血の申込みに際して問題となるのは，医師が行った輸血オーダが「血液製剤の使用指針」から逸脱しており，各血液製剤を投与すべきトリガー値と患者の検査データ（申込み当日か前日の最新データ）が大きくかけ離れている場合である．具体的には，慢性貧血の患者（Hb 値 10 g/dL）に対して赤血球輸血を申込む場合などが想定される．輸血療法はリスクを伴う治療法であり，できるだけ輸血は行わない，輸血を行うのであれば最低限の輸血量にすることが基本的な考え方である．

〈大坂顯通〉

1-1. 分野共通 ● 13

Q 012
手術用準備血は十分過ぎるほど用意すべきか

解説 　手術用準備血は，輸血の申込みに際して，手術で使用する輸血用血液製剤を準備する依頼方式である．"準備血以外"とは異なり，輸血用血液製剤を依頼しても実際に使用しない単位数を含んでいる．したがって，手術用準備血を十分すぎるほど用意することは，膨大な血液在庫を院内に抱えることに繋がり，有効期間が過ぎた廃棄血が増加して医療機関の経済的損失を招くことにもなりかねない．予定手術の予想出血量を過去の診療科データ（術式，術者）から解析して，どの程度多めに準備しておくのか，赤血球製剤であればどの程度交差適合試験を済ませて準備しておくのかを決定する．手術用準備血に対する輸血準備法として，タイプ＆スクリーン（T&S），最大手術血液準備量（MSBOS），手術血液準備量計算法（SBOE）がある．T&S は，手術用準備血に対する合理的な輸血準備法の１つであり，輸血を行う可能性が低いと予測される待機的手術において，交差適合試験済み手術用準備血を用意しない方法である．MSBOS は，輸血を行う可能性が高い手術において，"交差適合試験済み手術用準備血"の準備量を予測出血量の 1.5 倍以下とすることで，準備量の上限を設定することに主眼をおいた方法である．SBOE は，T&S を前提としたより無駄の少ない方法である．患者の術前ヘモグロビン値（A），患者が許容できる輸血開始ヘモグロビン値（B），術式別の平均的な出血量（C）の３つの数値をもとに，まず，A－B の値から患者が許容しうる血液喪失量（出血予備量，D）を求め，C と D との差を血液準備量として単位数に換算（200 mL を１単位とする）して患者固有の血液準備量を算定する．C＞D の場合には算定された単位数を四捨五入して整数単位数の"交差適合試験済み手術用準備血"を準備する．C＜D の場合には，T&S により手術用準備血を用意する．これらの輸血準備法は，外科系診療科が単独で導入するものではなく，輸血部門が中心となって検討し，輸血療法委員会などで導入を決定すべき事項である．T&S で準備しても実

際に輸血が必要となった場合は，術中の追加オーダーや緊急大量出血の場合と同様に，輸血部門から"迅速に"輸血用血液製剤を出庫する体制が構築されていることが前提となる．院内における輸血用血液製剤備蓄量の確保，オーダーから出庫までの時間，輸血部門から手術室までの搬送時間など，輸血部門を中心とする体制が正常に機能することが必要とされる．

013
手術用準備血はすべて交差適合試験を済ませたものを用意するのか

解説　一般的に，ある患者の手術のために準備した交差適合試験済み手術用準備血は，その手術が終了するまでは，他の患者に対して使用（転用）できない．手術用準備血について，すべて交差適合試験を済ませて準備すると，手術患者数に応じて輸血用血液製剤が必要となり，輸血部門は膨大な血液在庫を抱えることになる．その場合には，有効期間が過ぎた廃棄血が増加するリスクが高くなり，医療機関の経済的損失だけではなく，有限な血液資源を無駄にすることにもつながる．輸血部門による迅速供給体制が構築されている場合には，"交差適合試験済み手術用準備血"は少ない単位数が望ましいが，想定外の出血量が生じた場合にはリスクが伴うことから，"交差適合試験済み手術用準備血"の適正と思われる単位数を予め検討しておく必要がある．最大手術血液準備量（MSBOS）は，"交差適合試験済み手術用準備血"の準備量を予測出血量の 1.5 倍以下とすることで，準備量の上限を設定することに主眼をおいた方法である．しかし，MSBOS は，術式別の平均的な輸血量から算出するもので，術前の貧血レベルなど患者個々の状況が考慮されないことから，MSBOS に代わる方法として手術血液準備量計算法（SBOE）が提唱された．患者の術前ヘモグロビン値（A），患者が許容できる輸血開始ヘモグロビン値（B），術式別の平均的な出血量（C）の 3 つの数値から，患者固有の血液準備量を算定する．まず，A－B の値から患者が許容しうる血液喪失量（出血予備量，D）を求める．次に，C と D との差を求め，それを血液準備量として単位数に換算し（200 mL を 1 単位とする），C＞D の場合には算定された単位数を四捨五入して整数単位数の"交差適合試験済み手術用準備血"を準備する．C＜D の場合には，タイプ＆スクリーン（T＆S）の対象として，手術用準備血を用意する方法である．

Q 014
手術予定日前日に，患者の不規則抗体が陽性であることが判明した

解説 ABO 血液型における抗 A 抗体と抗 B 抗体を規則抗体といい，ABO 血液型以外の赤血球抗原に対する抗体を不規則抗体という．不規則抗体には，輸血や妊娠などの免疫感作により産生される免疫抗体（主に IgG クラス，胎盤通過性あり）と，まれではあるが免疫感作によらない自然抗体（主に IgM クラス，胎盤通過性なし）がある．輸血歴がない患者において，高齢の女性では妊娠により感作されて不規則抗体が存在することがある．臨床的に意義のある不規則抗体と輸血用血液製剤の選択を表 2 に示す．赤血球輸血を行う場合，患者の血液型（ABO 血液型，RhD 血液型）を検査するだけではなく，不規則抗体スクリーニングを行って，患者血清中に不規則抗体が存在するか否かを確認する必要がある．低頻度抗原に対する抗体は，通常不規則抗体スクリーニングでは検出されないことから，最終的には交差適合試験による確認が必要である．輸血予定の患者が不規則抗体を保有する場合は，まず不規則抗体が反応する抗原を同定し，その抗体が臨床的に副作用を起こし得る可能性がある場合には（37℃で反応する抗体），該当する抗原を含まない輸血用血液製剤を用いて交差適合試験を行って，適合血を選択する．したがって，RhD 陰性や複合型の不規則抗体など，適合血の入手が困難な症例の場合には，適合血の入手に時間を要する場合がある．設問のように，手術予定日前日に不規則抗体陽性が判明した場合，適合血が入手できな

表 2 臨床的に意義のある不規則抗体と輸血用血液製剤の選択 (大坂顯通. 輸血学・血液学小事典. 東京: 中外医学社; 2017. p.299)

抗体の特異性	臨床的意義	血液製剤の選択
Rh	あり	抗原陰性血
Duffy	あり	抗原陰性血
Kidd	あり	抗原陰性血
Diego	あり	抗原陰性血
Ss	あり	抗原陰性血
Kell	あり	抗原陰性血
M	37℃反応性の場合	抗原陰性血
Le[a]	まれ	抗グロブリン試験による交差適合試験の適合血

JCOPY 498-01930

ければ手術を延期することも考えざるを得ない．不規則抗体を保有する患者に対して，当該の抗原を含む赤血球輸血を誤って行った場合には（過誤輸血），血管外溶血による遅発性溶血反応（DHTR）を引き起こし，抗体の種類によっては重篤化することもある．

Q 015
指導医から院内採血の新鮮血を申込むように言われた

新鮮血は，採血後24時間以内の新鮮全血をさし，日本赤十字社血液センターから供給される輸血用血液製剤ではない．保存血と対極の血液製剤の意味で，全血輸血が日常的に行われていた時代の"生血"と同義と解釈される．出血が止まらない手術において，新しい血液ほど止血効果があると信じていた外科医が，病院に供血者を呼び，院内採血で調製した血液製剤（院内血）の輸血を行っていた時代があった．現在，そのような外科医はほとんどいないと思われる．「輸血療法の実施に関する指針（令和2年3月改正）」において，"日本赤十字社の血液センターからの適切な血液の供給体制が確立されている地域においては，特別な事情のない限り（院内血の輸血を）行うべきではない"と明記されている．同指針において，院内血が必要となる場合について"①特殊な血液：日本赤十字社血液センターから供給されない顆粒球やリンパ球のほかヘパリン化血を院内で用いる場合，②緊急時：離島や僻地などで，日本赤十字社血液センターからの血液の搬送が間に合わない緊急事態の場合，③まれな血液型で母体血液を使用せざるを得ない場合，④新生児同種免疫血小板減少症（NAITP）で母親の血小板の輸血が必要な場合"と非常に限られた場合について示されている．日本赤十字社血液センターから供給される血液製剤について，あえて院内で採血して輸血を行う明確な理由はない．院内血は，医療機関において，ドナーから採血して調製した血液製剤であり，供血者の感染症スクリーニング検査が不十分になりやすく，核酸増幅検査（NAT）が実施されることはほとんどないと思われる．したがって，ウインドウピリオドにおける供血のリスクを完全に排除することは難しい．また，供血者を集めるための患者家族の負担や，頼まれて否応なしに供血する側の負担も大きいと想像される．

Q 016
手術に際して，輸血は行わないでほしいと言われた

解説 輸血を行う場合，医師は，患者あるいは患者家族（患者本人が意思決定をできない場合）に対して，理解しやすい言葉でよく説明し，文書にて同意を得る必要がある．宗教の自由は基本的人権に含まれるが，宗教によっては輸血拒否を教義に含むものがある（宗教的輸血拒否）．最高裁の判例により，信条による輸血拒否が認められ，成人患者が輸血を拒否する場合には，生命に危険が及ぶような状況においても，強制的に輸血を行うことはできない．日本輸血・細胞治療学会は，"宗教的輸血拒否に関するガイドライン"において，宗教的輸血拒否を求める患者への対応を明示している（http://yuketsu.jstmct.or.jp/medical/guidelines/）．ガイドラインでは，輸血を必要とする可能性がある患者について，①18歳以上，②15歳以上18歳未満，③15歳未満の場合に分け，医療に関する判断能力と親権者の態度に応じた対応をとることを推奨している．医療に関する判断能力は，主治医を含めた複数の医師によって評価するとされている．①当事者（患者）が18歳以上で医療に関する判断能力がある場合において，医療側が無輸血治療を最後まで貫く場合には，当事者は，医療側に本人署名の"免責証明書"を提出する．医療側が，無輸血治療が難しいと判断した場合には，医療側は当事者に早めに転院を勧告する．②当事者が18歳未満，または医療に関する判断能力がないと判断される場合，親権者と当事者の輸血拒否・希望により対応が異なる．詳細はガイドラインを参照していただきたい．③15歳未満，または医療に関する判断能力がないと判断される未成年者の場合において，輸血を受けないことが患者の生命の危険を招く恐れがあり，双方の親権者が輸血を拒否するときは，医療ネグレクトと判断して児童相談所へ通報し，家庭裁判所から親権停止の仮処分を行い，親権代行者から同意を得て輸血を行うことがある．ガイドラインは，輸血を行わなければ生命の危険がある場合など特殊な状況において，親の同意が得られなくても輸血を可能とする道を提示したが，運用にあたっては，各医療機関がガイドラインの趣旨を尊重しつつ，十分に討議を行って倫理委員会などで承認を得る必要がある．

Q 017 自分の血液で手術をしたいと言われた

解説 自己血輸血は，同種血輸血に伴う副作用・合併症の回避やまれな血液型の血液確保などを目的として，患者自身の血液（血球，血漿）を輸血する輸血療法である．自己血輸血には（術前）貯血式自己血輸血，（術中）回収式自己血輸血，（術前）希釈式自己血輸血がある．①貯血式自己血輸血は，循環血液量の 15% 以上の出血が予測され，手術までに貯血の時間的余裕がある待機的手術において，1 週間以上の間隔をおいて 1 回に循環血液量の 10% あるいは 400 mL を上限として貯血を行い，周術期に輸血する方法である．自己血製剤として，全血製剤だけではなく，赤血球製剤と新鮮凍結血漿（FFP）に分離して保存する方法があり，赤血球製剤では液状保存と凍結保存がある．一般的に，400 mL の全血を 2 回採血して 800 mL の貯血量を確保することが多い．自己血採血時の血管迷走神経反応（VVR）や正中神経損傷などの合併症，および同種血輸血と同様に過誤輸血のリスクが存在する．②回収式自己血輸血は，手術中に術野に出血した血液を吸引，あるいはドレーンから回収した血液を，セルセーバーなどの機器を用いて赤血球を生理食塩水で洗浄し，患者へ返血する方法である．主に，心臓血管手術や整形外科手術など出血量の多い手術において行われるが，消化器系の手術は適応とならない．③希釈式自己血輸血は，手術のための麻酔下において，手術開始直前に 600〜1200 mL の自己血採血を行い，循環血液量を電解質液や膠質液で保ちながら手術を行って，術中〜手術終了時に返血する方法であるが，その効果について明確なエビデンスはない．「輸血療法の実施に関する指針（令和 2 年 3 月改正）」において，出血時の回収式自己血輸血を考慮する旨が初めて明記された一方で，従来 "積極的に導入することが推奨される" とされていた（貯血式）自己血輸血に関する文言は削除され，"まれな血液型の患者の待機的な外科手術の貯血式自己血輸血" と修正された．この変更について筆者なりに解釈すると，近年，諸外国において貯血式自己血輸血がほとんど行われなくなったことが原因と思われる．主な理由として，貯血式自己血輸血が同種血輸血を回避する明確なエビデンスが得られていないこと，および同種血製剤の安全性が高まったことと考えられる．近年広まってきた Patient Blood Management（PBM）という概念は，患者中心の輸血医療を行うアプローチとして，貧血への対処，失血の防止，限定的な輸血を柱とし

ており，自己血輸血のなかでは回収式自己血輸血のみが PBM としてコンセンサスが得られている．したがって，従来日本において推奨されてきた貯血式自己血輸血の適応については，再考すべき時がきたように思われる．

Q 018
自己血を 800 mL 貯血した患者の輸血の申込みに際して，手術用準備血は自己血製剤のみオーダすれば良いか

解説 貯血式自己血輸血において，800 mL の自己血貯血で十分手術可能だと判断される症例においても，実際の手術で想定以上の出血があった場合には同種血輸血を併用せざるをえないこともある．したがって，輸血の申込みに際しては，予め血液型検査や不規則抗体スクリーニングを行って，同種血輸血の場合と同様に行う．すなわち，自己血製剤を貯血していたとしても，輸血の申込みに際しては同種血も依頼しておく必要がある．ABO 血液型が確定し，Rh 血液型が RhD 陽性で，不規則抗体陰性の症例では，タイプ＆スクリーン（T&S）で同種血製剤を準備するのも 1 つの方法である．T＆S で同種血を依頼しておけば，自己血製剤のみで手術を終了しても，同種血製剤は輸血部門から出庫されていないので問題とはならない．仮に術中の出血が想定量を超えた場合でも，まず貯血した自己血製剤を輸血することで，出血の状況に合わせて同種血輸血を準備する時間的余裕が生まれるからである．

Q 019
Hb 値 9.0 g/dL と貧血を認めるが，自己血貯血を行うことは可能か

解説 貯血式自己血輸血は，循環血液量の 15％以上の出血が予測され，手術までに貯血の時間的余裕のある待機的手術において，1 週間以上の間隔をおいて 1 回に循環血液量の 10％あるいは 400 mL を上限としての貯血を行い，周術期に輸血する方法である．採血時の Hb 濃度は 11 g/dL 以上必要であり，貧血（採血性貧血）が進行する場合には，鉄剤やエリスロポエチン（EPO）製剤の投与が必要である．設問では Hb 値 9.0 g/dL であり，自己血貯血を開始することはできない．まず，鉄剤を投与するなど貧血を改善する

JCOPY 498-01930

必要がある．手術まで待機時間がとれないようであれば，貯血は断念して回収式自己血輸血のみ行わざるを得ないと思われる．この症例で貯血式自己血輸血にこだわるのであれば，鉄剤投与により Hb 濃度が 11 g/dL 以上に増加することが前提ではあるが，液状保存（保存期間 21 日間）ではなく，貯血にかける期間を長くとり凍結保存の解凍赤血球製剤を考慮することも選択肢として存在する．小児の側弯症では，手術に必要な自己血を貯血するまでに時間を要する場合が多いことから，解凍自己血製剤の最も良い適応である．凍結保存のデメリットとしては，製剤の凍結保存と調製（解凍）に時間と労力を必要とすることであり，いずれにしても輸血部門の体制が確立していることが前提となる．

Q 020
自己血の採血中に，患者の顔が青ざめ冷汗が出てきた

解説 設問は自己血貯血に際しての血管迷走神経反応（VVR）による症状と考えられる．VVR は，自己血採血に伴う副作用・合併症の中で最も頻度が高く，ほとんどが軽症であるが，重症化する場合があり注意が必要である．献血時の採血で 100 人に 1 人が採血に伴う副作用を発生するが，その多くは VVR である．心理的な不安，緊張，ストレスなどを基盤とし，痛みや脱血に伴う神経生理学的反応が引き金となり，副交感神経の活動増強による心拍数低下と末梢血管拡張により，徐脈や血圧低下などの症状が出現する．VVR は，採血中または採血直後に出現することが多いが，採血場所を離れてから（帰宅途中の駅など）発生することがある（遅発性 VVR）．症状には個人差があるが，軽症の場合には，気分不快，顔面蒼白，欠伸（あくび），冷感，悪心，嘔吐，めまいなどを呈する．重篤な場合には，意識喪失，痙攣，失禁などを呈し，ときに心停止をきたす場合がある．発汗や顔面蒼白など初期症状が出現した時点で，採血を中止してトレンデレンブルグ体位（図3）をとらせることが重要である．トレンデレンブルグ体位とは，仰臥位・頭部低位・腰部高位の体位であり，頭を低く足を高くする体位をとらせることで，静脈還流が増加し血圧が上昇するとの考えによる．自己血採血前後の水分摂取および採血後の十分な休憩が重要である．献血者における VVR の解析では，若年，初回献血，女性，低体重，低 BMI（body mass index）の人に起こりやすい傾向があるとされている．

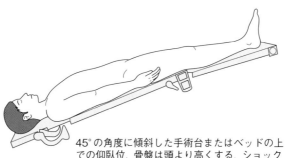

45°の角度に傾斜した手術台またはベッドの上での仰臥位，骨盤は頭より高くする．ショック時または骨盤の手術および手術後に用いる体位

図3　トレンデレンブルグ体位
(大坂顯通. 輸血学・血液学小事典. 東京: 中外医学社. p.258)

Q 021 自己血を 800 mL 貯血したが，予定した手術日が延期になった

解説　一般的に行われている貯血式自己血輸血は，液状保存の 400 mL 全血製剤で保存期間は 21 日間である．設問では，自己血を 800 mL 貯血したが予定した手術日が延期になったということである．通常，手術予定日に合わせて貯血計画を組むので，最初に貯血した自己血製剤 400 mL の保存期間中に手術日が延期されるのであれば，現状のままで待機しても問題ない．しかし，その期限以降に手術が延期されるのであれば，まず，最初に貯血した自己血製剤を患者へ輸血し（戻し），再度 400 mL を貯血することになる．これは，液状保存で 1,200 mL 以上の貯血量を確保するときに行われる戻し輸血（スイッチバック法，蛙跳び法）と同様の考え方である．貯血量が不十分と考えられる場合には，回収式自己血輸血を併用することも考慮する．回収式自己血輸血は，手術中に術野に出血した血液を吸引，あるいはドレーンから回収した血液を，セルセーバーなどの機器を用いて赤血球を生理食塩液で洗浄し，患者へ返血する方法である．主に，心臓大血管手術や整形外科手術など出血量の多い手術において行われるが，消化器系の手術では適応がない．

Q 022
自己血貯血を行った患者が他院で手術をすることになった

解説 輸血用血液製剤を病院間で受け渡しすることは，一般的には行われていない．しかし，自己血製剤やまれな血液型など特殊な血液製剤に関しては，病院間における血液製剤の受け渡しはやむを得ないと考えられる．自己血製剤の場合，転送元の病院においてすでに自己血製剤を貯血・保管しており，当該患者が転院して転送先の病院でその自己血製剤を使用する場合には，双方で予め取り決めを行っておくことが望ましい．自己血製剤は当該患者に輸血するのが前提であり，事務的ミスによる取り違えは許されない．自己血製剤の他院への搬送については，院内の搬送以上に注意が必要であり，取り違いが起こりにくいシステムの構築が必要となる．具体的な例をあげると，小児の側弯症手術の場合，自己血を貯血する病院（自宅から近い）と側弯症手術を行う病院（自宅から遠い）が異なる可能性があり，スムーズに自己血製剤の受け渡しができるように連携する必要がある．特に，小児患者で貯血する場合は，1 回の採血量が 200 mL であれば長期にわたって貯血する必要がある．その場合には，一般的な 400 mL 全血の冷蔵保存とは異なり，自己血製剤の冷凍保存を行うことになり，双方の病院の輸血部門が赤血球製剤の冷凍保存・解凍に関する技術が確立していることが不可欠となる．

Q 023
回収式自己血輸血はどのように行うのか

解説 回収式自己血輸血は，手術中に術野に出血した血液を吸引した血液，あるいはドレーンから回収した血液を，セルセーバーなどの機器を用いて赤血球を生理食塩液で洗浄し，患者へ返血する方法である．手術用準備血として，回収式自己血輸血単独では十分でないことから，貯血式自己血輸血と併用されることが多い．主に，心臓血管手術や整形外科手術（関節手術，脊椎固定術）など出血量の多い手術において行われるが，"清潔な術野"であることが前提である．回収式自己血輸血の禁忌として，吸引部位に感染のある患者，感染を伴う皮膚外傷の患者，悪性腫瘍に対する手術，胆汁あるいは羊水など混入リスクがある手術である．したがって，消化器系の手術において，回収式自己血輸血の適応はない．少数の表皮ブドウ球菌などによる回収

血汚染のリスクがあることから，回収血内の細菌増殖を防止するために，回収処理した血液は速やかに返血する必要がある．原則として，回収血は手術室内で血管ルートに連結する．返血バッグ内に少量の空気が混入することがあり，空気塞栓を防止するために加圧して輸血を行わないことが重要である．また，回収血の脂肪球混入や溶血のリスクがある．「輸血療法の実施に関する指針（令和2年3月改正）」において，"出血時の回収式自己血輸血……臨床状況に応じて自己血輸血を行うことを考慮する"と回収式自己血輸血について初めて明記された．

Q 024
希釈式自己血輸血は有効か

解説 希釈式自己血輸血は，全身麻酔下において，手術開始直前に600〜1200 mLの自己血採血を行い，喪失分を代用血漿で補うことで赤血球の喪失を軽減し，術中〜手術終了時に返血する方法である．血液を希釈すると血液中の酸素含量が低下するが，心拍出量が増加することである程度は代償し，適正な輸液量を維持すれば，ヘモグロビン濃度がある程度まで低下しても手術を行うことは可能である．貯血式自己血輸血と比較して新鮮な自己血を確保できるが，手術時間が延長するデメリットが存在する．診療報酬体系において，希釈式自己血輸血は6歳以上の患者の場合は200 mLごと，6歳未満の患者の場合は体重1 kgにつき4 mLごとに1,000点を算定することが可能である．要件として，当該保険医療機関において手術を行う際，麻酔導入後から執刀までの間に自己血の貯血を行った後，採血量に見合った量の代用血漿の輸液を行い，手術時および手術後3日以内に予め貯血しておいた自己血を輸血した場合に算定できる．希釈式自己血輸血の有効性を示す明確なエビデンスは得られていない．「輸血療法の実施に関する指針（令和2年3月改正）」では希釈式自己血輸血に関する記載を認めなかった．

Q 025
輸血中に患者がショック状態に陥った

解説 輸血副作用・合併症の中で，輸血中に患者がショック状態に陥る重篤なものは，まず即時型アレルギー反応が考えられる．アナフィラキシー反

応は，アレルギー反応に伴う皮膚や粘膜に限局した症状に加えて，呼吸器・心血管系の症状を伴う重篤な非溶血性輸血副作用である．嗄声，喘鳴，呼吸困難など気道狭窄に伴う症状や重篤な低血圧やショックなどの全身症状を伴う重症即時型のアレルギー反応である．アナフィラキシー反応では，IgE によるマスト細胞の脱顆粒が原因と考えられ，診断として，マスト細胞由来の血中トリプターゼの測定が推奨される．輸血に伴う症例では原因不明のことが多いが，患者が血漿蛋白質欠損症（IgA，ハプトグロビン，補体第 4 成分 [C4]，補体第 9 成分 [C9] など）の場合には，各々の蛋白質に対する同種抗体が原因と考えられる．患者の大多数は頻回輸血患者であり，その半数に蕁麻疹や発熱などの副作用歴がある．日本赤十字社血液センターの副作用報告によると，アナフィラキシーショックは輸血開始後 10 分以内に 20％が，30 分以内では 55％が発症するとされている．したがって，ベッドサイドにおいて，輸血開始 5 分後および 15 分後に患者の状態を観察することの重要性は明らかである．重篤な症例ほど発症が速く，わずか数 mL の輸血量でも発症することがある．重篤なアナフィラキシー反応では，エピネフリンの投与，血管および気道の確保などショック症状に応じた治療を行う．また，重篤な急性溶血反応を呈する ABO 血液型不適合輸血の症状として，輸血開始後間もなく，悪寒戦慄，発熱，不穏状態，呼吸困難，胸痛，腹痛，嘔吐，血色素尿（血管内溶血の特徴）などが出現し，やがてショック状態となり，DIC や急性腎不全を併発し，不適合の輸血量が多い場合には死亡することもある．麻酔下の手術患者や意識障害のある患者では，血圧低下や血色素尿および DIC による出血症状以外には上記の症状が発現しにくく，不適合輸血の発見が遅れることがあるので注意が必要である．

Q
026
人工呼吸器装着中の患者で，輸血開始後に尿道カテーテルから赤褐色尿が出現した

解説 設問は，輸血による急性溶血反応が生じた可能性を示唆している．急性溶血反応は，輸血後 24 時間以内に発生する急性（即時型）の溶血反応であり，患者血液中の規則抗体によって引き起こされる．原因のほとんどはヒューマンエラーによる ABO 血液型不適合輸血であるが，まれに Lewis 血液型でも認められることがある．ABO 血液型不適合輸血は，過誤輸血とほ

ぼ同義に捉えられる重大な輸血副作用・合併症である。急性溶血反応の特徴は、血管内溶血による著しいヘモグロビン尿とヘモグロビン血漿である。ABO血液型不適合輸血による急性溶血反応は、輸血開始後5分以内に発症することが多い。患者の規則抗体（抗A抗体、抗B抗体）と誤って輸血された赤血球の膜抗原（A抗原、B抗原）との抗原抗体反応により、循環血液中に大量の抗原抗体複合物が生じる。その結果、補体活性化による血管内溶血、凝固系の活性化による播種性血管内凝固（DIC）、サイトカイン作用の連鎖が引き起こされる。破壊された赤血球から多量のカリウムが放出されること、急性溶血反応に引き続くショックや反応性の血管収縮、DICによるフィブリン血栓形成など複数の要因が重なり、腎血流障害に伴う腎虚血により腎不全が引き起こされる。ABO血液型不適合輸血の典型的な症状は、輸血開始後間もなく、悪寒戦慄、発熱、不穏状態、呼吸困難、胸痛、腹痛、嘔吐、血色素尿などが出現し、やがてショック状態となり、DICや急性腎不全を併発し、不適合の輸血量が多い場合には死亡することもある。設問のように、麻酔下の手術患者や意識障害のある患者の場合には、血圧低下や血色素尿およびDICによる出血症状以外には上記の症状が発現しにくく、不適合輸血の発見が遅れることがある。初期治療として最も重要なことは、ABO血液型不適合輸血を疑ったらただちに輸血を中止して血管ルートを確保し、輸液療法と利尿を行うことである。当初は1〜2時間で1000〜3000 mLの輸液を行うが、尿量をモニタリングしながら、輸液過剰による心不全や肺水腫に注意する。この初期治療は、患者から採血して不適合輸血の確認を行うことよりも優先される。また、躊躇せずに集中治療室へ収容して全身管理を行うことも、不適合輸血の治療を成功させる上で重要である。

Q 027
輸血後10日目の患者に貧血と血尿が出現した

解説 輸血副作用・合併症の中で溶血性副作用は、患者の循環血液中に存在する赤血球に対する抗体によって起こる。遅発性溶血反応（DHTR）の発症時期は輸血後24時間以降ということで、24時間以内の急性溶血反応と区別されるが、典型的には3〜14日で発生する。DHTRはまれな溶血性副作用であり、患者血液中の不規則抗体が原因で引き起こされる。高齢の女性では、輸血歴がなくても妊娠により感作されて不規則抗体が存在することがあ

る．輸血や妊娠などにより前感作された患者に対して，対応抗原が陽性の赤血球輸血が行われると，抗原刺激により二次免疫応答が刺激されて不規則抗体が急激に増加し，輸血された赤血球と反応して溶血反応（血管外溶血）が起こる．輸血前の不規則抗体スクリーニングが陰性，輸血前の交差適合試験が適合であっても，検出限界以下の抗体が二次免疫応答により溶血反応を起こすことがあるため（輸血前の検査で検出されない），未然に防止することは難しい．日本では，抗 Jk^a，抗 Jk^b，Rh 系抗体（抗 E，抗 c，抗 C，抗 e）が原因抗体となることが多い．臨床症状として，貧血，発熱，黄疸，血尿，悪寒，倦怠感などが認められる．検査所見では，貧血に伴う Hb 値の低下，LDH 値と間接ビリルビン値の増加，ハプトグロビン値の低下，ヘモグロビン尿やヘモジデリン尿の存在などがある．輸血後の不規則抗体（原因抗体）が検出される場合や，輸血後の患者血清と輸血した血球間の交差適合試験が不適合となり確認される場合もある．一方，過誤輸血として，明らかに不規則抗体を保有する患者に対して，その抗体が反応する抗原を含む赤血球輸血を行ってしまった場合も同様の副作用が発生する．

Q 028
輸血後に血液生化学検査で血清カリウム濃度が増加した

日本では，輸血を行うすべての患者に対して，輸血後移植片対宿主病（PT-GVHD）を防止する目的で，放射線照射血を使用することが推奨されている．放射線照射血は，新鮮凍結血漿（FFP）を除く輸血用血液製剤に対して，15Gy 以上 50Gy 以下の放射線を照射したものである．放射線照射後の赤血球製剤は，放射線を照射しない赤血球製剤と比較して，保存に伴って上清中のカリウム濃度が増加する（図4）．胎児，低出生体重児，新生児，腎障害患者，高カリウム血症の患者，急速大量輸血を必要とする患者などにおいては，高カリウム血症をきたすか増悪させることがあるので，照射日を確認して速やかに使用するなどの対処を行うことが必要である．カリウム吸着除去用血液フィルターは，陽イオン交換樹脂であるポリスチレンスルホン酸ナトリウムにより，カリウムイオンをナトリウムイオンと等量置換することで，赤血球製剤中の過剰なカリウムを吸着除去する輸血用のフィルターである．適応として，胎児，未熟児，新生児，交換輸血または体外循環を受ける小児，救命上緊急な急速大量輸血が必要な患者に対して，血液バッ

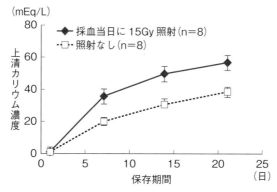

図 4 　保存期間による赤血球製剤の上清中カリウム濃度

グ中のカリウム値が上昇しているおそれのある赤血球製剤（放射線照射血，長期保存血）を輸血する場合である．血液バッグ中のカリウム濃度が増加している可能性がある赤血球製剤を輸血することは，患者に対してカリウムを付加することを意味する．現時点では，1 社（川澄化学工業，商品名カワスミカリウム吸着フィルター）のみの製品であり，小容量用（200 mL 由来製剤の 1 単位用）と大容量（4 単位用）がある．使用に際しては，あらかじめ生理食塩液に接続してプライミングを行った後に，赤血球製剤を連結する必要がある．患者によっては，輸血中に血圧低下やショックなどの重篤な症状が出現する可能性があるので，安易な使用は慎むべきである．

Q *029*
アフェレーシス中に患者が口のしびれを訴えた

アフェレーシスは，成分採血装置を用いてドナーから全血を採取し，遠心法などで各成分に分離した後，目的とする成分を採取して，残りの血液成分をドナーへ返血する方法である．日本赤十字社血液センターの献血ルームにおいて，献血者から採血する場合が一般的であるが，医療機関では造血幹細胞採取を行う場合や顆粒球輸血を行うための顆粒球製剤を調製する場合などで行われる．設問は，アフェレーシス中にクエン酸中毒が生じた可能性を示唆している．クエン酸中毒は，輸血用血液製剤を大量 / 急速に輸血する場合や成分採血装置を用いたアフェレーシスの際に起きる低カルシウム血症をさす．輸血用血液製剤に用いられる抗凝固保存液として CPD 液

（citrate phosphate dextrose）があり，その成分の 1 つであるクエン酸ナトリウムは，血液凝固カスケードにおいて，カルシウムイオンをキレートすることで凝固を阻害する．低カルシウム血症の症状として，口唇周囲のしびれやテタニー様症状が出現する．血中カルシウムイオン濃度の低下は，神経や筋肉の興奮性を増加させ，反射の亢進などを引き起こす．また，高度の低カルシウム血症の場合には，心臓の収縮性が低下して低血圧，循環虚脱，心停止を引き起こす可能性がある．カルシウム製剤を輸注することで回復する．アフェレーシスはリスクを伴う侵襲的手段であり，施行中はバイタルサインや心電図などの適切なモニターを行い，クエン酸中毒の出現にも注意を払う必要がある．また，終了後には異常な血小板減少がないことを確認することも重要である．

〈大坂顯通〉

1-3. 内科系

Q 030
鉄欠乏性貧血の患者（Hb 値 6 g/dL）に赤血球輸血を行う適応はあるか

解説 鉄欠乏性貧血は，赤血球の血色素（Hb）を構成する必須成分である鉄が体内で欠乏するために貧血を呈する疾患である．臨床検査では，赤血球数は正常域あるいは軽度減少し，Hb 値のみが低下することも多い．MCV 値は低下し（小球性低色素性貧血），血清鉄値の低下，不飽和鉄結合能の増加，貯蔵鉄マーカーであるフェリチン値が低下する．原因として，鉄の摂取不足が多いが，種々の基礎疾患が存在する場合があり注意が必要である．女性では月経過多，子宮筋腫や子宮内膜症による性器出血が多く，男性では消化性潰瘍，胃がん，大腸ポリープ，大腸がんなどによる慢性の消化管出血を疑う必要がある．原疾患に対する治療を行うとともに，鉄剤の経口投与を行う．嘔気などの消化器症状が強く鉄剤の内服が困難な症例では，フェジンの経静脈投与を行うこともある．原則として，赤血球輸血は行わないが，高度の貧血で症状が強く，鉄剤投与に反応するまでに時間を要する場合には赤血球輸血を考慮する．設問では，患者の Hb 値は 6 g/dL と高度の貧血を認めるが，Hb 値のみを見て慌てて輸血を行うのではなく，患者を診察した上で症状が強くなければ，必ずしも赤血球輸血を行う必要はない．高度の鉄欠乏性貧血で臨床症状が強い場合には，赤血球輸血のみで貧血の治療を行うのではなく，まず 2 単位（400 mL 由来）製剤を 1 バッグ輸血して（最低限の輸血にとどめる）症状が軽減すれば，その後は鉄剤の経口投与を継続する．代替療法が存在する疾患において，輸血をできるだけ行わないのが基本方針である．「科学的根拠に基づいた赤血球製剤の使用ガイドライン」[1] において，"鉄欠乏性，ビタミン B_{12} 欠乏性など明らかに補充療法で改善する貧血患者において，生命の維持に支障をきたす恐れがある場合以外は，赤血球輸血は推奨しない" とされている．

JCOPY 498-01930

【文献】

1) 米村雄士, 松本雅則, 稲田英一, 他. 科学的根拠に基づいた赤血球製剤の使用ガイドライン（改訂第2版）. 日本輸血・細胞治療学会誌. 2018; 64: 688-99.

Q 031 血液透析中の腎不全患者で貧血が進行した

解説　腎・泌尿器疾患における貧血の主な原因は，腎性貧血および出血源としての血尿である．腎性貧血の成因として，腎組織の荒廃によるエリスロポエチン（EPO）産生の低下，酸素センサーの障害，尿毒症貯留物質による造血抑制および赤血球膜脆弱性の亢進（溶血），透析に伴う失血など種々の原因が関与するが，EPO の相対的欠乏が主因である．一般的に，Hb 値 10 g/dL（ヘマトクリット値 30%）未満の症例に対して，遺伝子組換え型ヒト EPO 製剤（rEPO）を投与する．慢性腎臓病（CKD）の重症度分類において，ステージ3（eGFR 30〜59 mL/min/1.73 m^2）および4の患者では月2回程度皮下注，ステージ5（eGFR<15 mL/min/1.73 m^2）の患者では透析時に静脈内投与を行う．rEPO 製剤の投与にもかかわらず貧血が改善しない場合には，鉄欠乏，二次性副甲状腺機能亢進症，葉酸およびビタミン B_{12} 欠乏，悪性腫瘍，炎症性疾患などを考慮する必要がある．特に，透析患者では，透析装置の残血や採血により鉄欠乏性貧血を合併することがあり，必要に応じて鉄剤を投与する．透析患者では，血清フェリチン値 100 ng/mL 以下が絶対的鉄欠乏と考えられている．赤血球輸血は，貧血の改善が可及的速やかに必要な患者に限定される．「科学的根拠に基づいた赤血球製剤の使用ガイドライン」[1] において，"腎不全による貧血の場合は，ESA（erythropoiesis-stimulating agents）製剤と鉄剤治療などを優先し，Hb 値 7 g/dL 以上では特殊な場合を除いて輸血はせず，必要最小限の輸血を推奨する．将来的に腎移植の適応と考えられる患者においては，赤血球輸血は可能な限り回避することを推奨する"とされている．腎不全患者に対して赤血球輸血を行う場合は，カリウムイオン（K^+）の負荷を軽減するのが原則であり，赤血球製剤中のカリウム濃度に注意を払う必要がある．Q28 の図4に示すように，赤血球製剤の上清中カリウム濃度は，保存期間が増加するにつれて上昇し，放射線照射製剤ではさらに増加する．したがって，カリウムの負荷を軽減して赤血球輸血を行う場合には，原則，製造日が新しい赤血球製剤（放射線照

射後の保存期間が短い製剤）を使用するか，あるいは赤血球製剤の上清（カリウムが蓄積している可能性が高い）を生理食塩液で置換した洗浄赤血球製剤を選択することになる．ただし，洗浄赤血球製剤の有効期間は製造後48時間と短いため，期限切れに注意する必要がある．これらの製剤が入手できない場合には，カリウム吸着除去用血液フィルターの使用が考慮される．

【文献】

1) 米村雄士, 松本雅則, 稲田英一, 他. 科学的根拠に基づいた赤血球製剤の使用ガイドライン（改訂第 2 版）. 日本輸血・細胞治療学会誌. 2018; 64: 688-99.

032

血小板輸血の際に，赤血球輸血と同様に ABO 血液型は一致させるべきか

解説 　血小板輸血を行う場合には，赤血球輸血の場合と同様に，ABO 血液型の同型の製剤を使用するのが原則である．現行の血小板製剤は，成分採血由来の製剤が主体であり赤血球はほとんど含まれていないので，ABO 血液型が一致していなくても血小板輸血を行うことは可能である．しかし，血小板製剤は血小板が血漿に浮遊した液剤であり，血漿中の規則抗体（抗 A 抗体，抗 B 抗体）が患者赤血球と反応して溶血を引き起こす可能性がある．「血液製剤の使用指針（平成 31 年 3 月改正）」において，“原則として，ABO 血液型の同型の血小板濃厚液を使用する．ABO 血液型が一致する血小板濃厚液が入手困難な場合は，ABO 血液型が不一致の血小板濃厚液の使用も可能だが，なるべく適合する血小板濃厚液を使用する．この場合，血小板濃厚液中の抗 A,抗 B 抗体による溶血の可能性に注意する．やむを得ず ABO 血液型不適合の血小板濃厚液を輸血する場合，輸血しようとする製剤の抗体価が 128 倍以上の場合，または患者が低年齢の小児の場合には，可能な限り洗浄血小板製剤を考慮することが望ましい”とされている．RhD 陰性患者への血小板輸血において，特に将来妊娠の可能性のある患者では，RhD 陰性の血小板製剤を使用するのが望ましい．RhD 陰性の血小板製剤が入手困難でやむを得ず RhD 陽性の血小板製剤を使用する場合，抗 D 抗体が産生される可能性は低いが，妊娠可能な女性患者では新生児溶血性疾患（HDN）の可能性を考慮して，抗 D 免疫グロブリン製剤の投与により抗 D

抗体の産生を予防できることがある．また，サイトメガロウイルス（CMV）抗体陰性の小児，特に低出生体重児や免疫能が低下した患者において，輸血用血液製剤を介した CMV 感染症は間質性肺炎や肝炎など重症化することがある．CMV 抗体陰性の骨髄移植患者においても，CMV 抗体陰性の献血ドナー由来の血液製剤を選択する必要がある．

Q *033*
血小板数 5 万 / μL の患者で血小板輸血の適応はあるか

解説　血小板輸血は，血小板数の減少や機能異常による重篤な出血，あるいは出血が予想される病態に対して，血小板を補充することにより止血を図り，出血を防止する目的で行われる．活動性出血に対する治療的投与と，急速な血小板減少による重篤な出血を防止するための予防的投与があるが，一般的に予防的投与が主体である．血小板数 10 万 / μL 以下の血小板減少症において，出血傾向が出現するのは，血小板数が 5 万 / μL 以下になった場合であり，検査値だけではなく，出血傾向を示す臨床所見も参考にすべきである．特に，血小板数 1～2 万 / μL ではときに重篤な出血をみることがあり，血小板数 1 万 / μL 未満ではしばしば重篤な出血をみることがあるため血小板輸血を必要とする．一方，血小板数 2～5 万 / μL において，出血傾向を認めない場合には必ずしも血小板輸血を必要としないが，問題となるのは手術や観血的処置を行う場合である．「科学的根拠に基づいた血小板製剤の使用ガイドライン」[1] において，"中心静脈カテーテル挿入：中心静脈カテーテル挿入前の血小板数 2 万 / μL 未満の場合，挿入前に血小板数 2 万 / μL 以上を目指し血小板輸血を行う．腰椎穿刺：腰椎穿刺前の血小板数 5 万 / μL 以下の場合，穿刺前に血小板数 5 万 / μL 超を目指し血小板輸血を行う．外科手術：外科手術前血小板輸血トリガー値を 5 万 / μL とし，止血が確認されるまで血小板数 5 万 / μL を維持する" とされている．設問では，患者が血小板数 5 万 / μL で血小板輸血の適応の是非であるが，基礎疾患にもよるが，臨床的に出血傾向を認めない場合には血小板輸血は必要ないと思われる．ただし，上記の手術や観血的処置を行う場合にはガイドラインに従って血小板輸血を行う．

【文献】

1) 高見昭良, 松下 正, 緒方正男, 他. 科学的根拠に基づいた血小板製剤の使用ガイドライン: 2019 年改訂版. 日本輸血・細胞治療学会誌. 2019; 65: 544-61.

034

特発性血小板減少性紫斑病の患者に血小板輸血を行うことは適切か

解説 　特発性血小板減少性紫斑病 (ITP) は, 血小板に対する自己抗体が産生されて血小板の破壊が亢進し, 血小板減少症と出血傾向をきたす疾患である. 発症から 6 カ月以内に自然治癒する急性型と慢性に経過する慢性型に大別され, 急性型は小児に, 慢性型は成人女性に多い. ITP の診断には, 血小板数減少, 骨髄穿刺において巨核球数増加ないし正常に加え, 血小板関連 IgG (PAIgG) が上昇していることが特徴的であり, 薬剤起因性血小板減少症などの基礎疾患を除外する必要がある. ITP の治療として, 副腎皮質ステロイド剤, 摘脾術, 免疫グロブリン大量療法, *Helicobacter pylori* 除菌療法 (プロトンポンプ阻害薬＋アモキシリン＋クラリスロマイシン) などが有効である. 副腎皮質ステロイド剤や摘脾術の無効例に対して, トロンボポエチン受容体作動薬である経口薬のエルトロンボパグ, あるいは注射薬のロミプロスチムが使用されており, 両者の有効率は約 80％と高く, 60％の症例において副腎皮質ステロイド剤の減量が可能である. また, 現時点では保険適用外であるが, 治療抵抗性の ITP に対して, 抗ヒト CD20 モノクローナル抗体製剤であるリツキシマブの有用性が示されている. 「科学的根拠に基づいた血小板製剤の使用ガイドライン」[1] において, "血小板輸血による血小板増加効果は限定的で, 予防的血小板輸血の適応はない. 活動性の出血や手術に際して, 止血困難な場合は血小板輸血の適応となる" とされている. ITP において, 原則として血小板輸血の適応はないが, 出血症状が強い症例において, 緊急避難的に血小板数 2〜5 万 / μL を目安として血小板輸血を行う. 観血的治療 (摘脾術, 産科的処置など) を行う場合には, 免疫グロブリン大量療法と血小板輸血を併用することもある. ITP を併発した妊婦において, 抗血小板抗体が胎盤を介して胎児へ移行し, 新生児血小板減少症を引き起こすことがあるので注意が必要である.

【文献】
1) 高見昭良，松下　正，緒方正男，他. 科学的根拠に基づいた血小板製剤の使用ガ
イドライン: 2019 年改訂版. 日本輸血・細胞治療学会誌. 2019; 65: 544-61.

Q *035*
血栓性血小板減少性紫斑病の患者に血小板輸血を行うことは適切か

解説　血栓性血小板減少性紫斑病（TTP）は，血小板減少症，溶血性貧血，精神神経症状，腎機能障害，発熱の 5 徴が特徴であり，致死率の高い疾患である．血漿中のヴォン・ヴィレブランド因子（vWF）切断酵素である ADAMTS13 の活性低下に基づき，超高分子 vWF マルチマーが出現して血小板凝集を亢進させ，血小板血栓が多発する結果，血小板が大量に消費されて血小板減少症を引き起こす．また，血管内の血栓に赤血球が衝突して物理的に破壊されるため，微小血管障害性溶血性貧血をきたす．末梢血塗抹標本では破砕赤血球が特徴的である．脳および腎臓の細小動脈において，血小板血栓により血流が低下するために，せん妄・意識障害・運動麻痺などの精神神経症状，腎糸球体障害による腎機能障害・腎不全が出現する．TTP は先天性と後天性に大別され，先天性 TTP は，常染色体劣性遺伝形式をとり，第 9 番染色体上にある ADAMTS13 遺伝子の変異により，先天的に ADAMTS13 が欠損するために起こる．後天性 TTP は，造血幹細胞移植，妊娠，膠原病などに続発して，ADAMTS13 に対する自己抗体（インヒビター）が生じるために引き起こされる．TTP の治療は，新鮮凍結血漿（FFP）による ADAMTS13 の補充が基本であり，また ADAMTS13 の補充とインヒビターの除去を目的として血漿交換療法を行う．標準的な血漿交換療法は，寛解に至るまでの連日，患者の血漿量の 1〜1.5 倍を FFP により置換する．副腎皮質ステロイド剤を併用することにより相加的効果を示すとされている．一方，血漿交換療法に抵抗性を示す症例が存在し，過剰な抗体（インヒビター）の産生下において，血漿中に含まれる ADAMTS13 により抗体産生がブーストされる（inhibitor boosting）ことが原因の 1 つと考えられる．TTP に伴う血小板減少症に対して，血小板輸血は原則として行わない．血小板輸血により血小板血栓の形成が助長され，症状が急速に増悪する（火に油をそそぐ）からである．血小板輸血を行わざるを得ない場合には，病勢が

コントロールされていることをあらかじめ確認する必要がある.「科学的根拠に基づいた血小板製剤の使用ガイドライン」[1]において,"予防的血小板輸血は避けるべきである.活動性出血の現有や外科的処置時は禁忌ではないが,安全性が確認されていないため,血栓症の発症,増悪に注意しつつ慎重かつ最小限に行うべきである"とされている.治療抵抗性のTTPに対して,抗ヒトCD20モノクローナル抗体製剤であるリツキシマブの有用性が示されている.

【文献】

1) 高見昭良,松下 正,緒方正男,他.科学的根拠に基づいた血小板製剤の使用ガイドライン: 2019年改訂版.日本輸血・細胞治療学会誌.2019; 65: 544-61.

Q 036
劇症肝炎の患者が入院して血漿交換を行うことになった

解説　体外循環を用いて血液成分の一部(血漿,血球)を採取して,除去あるいは置換することを治療的ヘムアフェレーシスという.ヘムアフェレーシスの目的は,①有害物質の除去,②有用物質の注入,③生体の緩衝能・恒常性の回復,④標的細胞の採取・除去・処理などである.ヘムアフェレーシスは,血漿成分を対象としたプラズマフェレーシス(plasmapheresis)と血球成分を対象としたサイタフェレーシス(cytapheresis)に大別される.血漿交換療法は,成分採血により血漿中に存在する何らかの病因物質を除去し,新鮮凍結血漿(FFP,凝固系に異常を認める場合)あるいは5%アルブミン製剤(凝固系に異常を認めない場合)と置換する治療法をいう.また,血漿全体を廃棄せず,アルブミンなどは残したまま,血漿中の有害物質を選択的に除去する血漿分画膜を使用する方法(plasma filtration)もある.体外循環の方法として,遠心分離式と膜分離式がある.肝不全の基礎疾患として,劇症肝炎では急性肝不全を呈することが多く,肝性脳症が発症10日以内に発現する急性型とそれ以後に発現する亜急性型に分類される.予後はきわめて不良であり,急性型の救命率は約50%であるが,亜急性型では20%以下である.現時点では,肝移植以外に救命率を高める治療法はない.不可逆的な肝性昏睡を防止する目的で,血液濾過透析とFFPを用いた血漿交換療法を併用することがある(人工肝補助療法).肝性昏睡起因物質(アンモニア,中分子昏睡起因物質,グルタミン,エンドトキシンなど)の除去,お

よび肝臓において産生が低下している凝固因子とアルブミンの補充を目的として行われる．血漿交換に使用するFFPは，0.8単位/kgを目安とするが，部分トロンボプラスチン時間（PT）30％以上を保つように40〜60単位のFFPを使用する．血漿交換療法は3〜6日連日施行する．治療効果の判定は，昏睡からの覚醒およびPT値の改善により判断する．PT 50％以上に到達した場合はいったん治療を中止し，経過を観察する．PT 50％以上を持続する場合には，血漿交換療法からの離脱を検討する．

Q 037 輸血感染症のリスクは血漿分画製剤と新鮮凍結血漿で違いはあるか

解説 血漿分画製剤は，血漿の約7％を占める血漿蛋白質の中で，治療上有用でその役割を他に代替できない成分をヒトプール血漿から分画・精製し，製剤として製品化したものである．アルブミン製剤，免疫グロブリン製剤，血液凝固因子製剤，アンチトロンビン製剤などがある．血漿分画製剤は，低温エタノール分画法を基本として，病原体の除去，不活化の工程を組み込んだ段階的精製法で分離・製造される．また，遺伝子組換え技術を用いたリコンビナント製剤も臨床現場へ導入されており，病態に応じて製剤を選択する．新鮮凍結血漿（FFP）と比較して，必要な成分のみ十分に投与できること，ウイルスの不活化処理が行われていることが特徴である．血漿分画製剤は，特定生物由来製品として位置づけられ，使用にあたってはインフォームド・コンセントを行って，使用記録の20年間保存が義務づけられている．一方，FFPは血漿因子の欠乏による病態の改善，特に，血液凝固因子の補充により出血の予防や止血の促進効果をもたらすことを主な目的として使用される輸血用血液製剤である．全血採血由来の新鮮凍結血漿-LR「日赤」は，採血後8時間以内に分離した新鮮な血漿を−20℃以下で凍結したもので，容量は200 mL全血由来の1単位製剤が約120 mL，400 mL全血由来の2単位製剤が約240 mLである．成分採血由来の新鮮凍結血漿「日赤」は，血液成分採血により採取した新鮮な血漿を採血後6時間以内に−20℃以下で凍結したもので，容量は約480 mL（4単位）である．血漿分画製剤とは異なりウイルスの不活化処理は行われていないことから，赤血球製剤や血小板製剤と同様に輸血感染症のリスクが存在する．また，細胞成分

を含まないことから，輸血後移植片対宿主病（PT-GVHD）の予防のために放射線照射を行う必要はない．設問では，血漿分画製剤と新鮮凍結血漿では輸血感染症のリスクに違いはあるかということである．製剤の生成過程から明らかなように，同じヒト血漿を使用していても，血漿分画製剤はウイルスの不活化処理を行い，FFP は分離した新鮮な血漿を−20℃以下で凍結したものであり，血漿分画製剤の方がより安全で効果的な製剤といえる．しかし，患者に必要とされる血漿成分が血漿分画製剤やリコンビナント製剤にない場合には FFP を使用することになる．

Q 038
非代償期肝硬変患者にアルブミン製剤を投与する適応はあるか

アルブミンは，血漿の膠質浸透圧および循環血漿量の維持に主要な役割を果たしている．アルブミン製剤には，人血清アルブミンと加熱人血漿蛋白がある．人血清アルブミンは，含有蛋白質の 96％以上がアルブミンである製剤で，5％の等張アルブミン製剤と 20～25％の高張アルブミン製剤がある．加熱人血漿蛋白（PPF）は，アルブミン濃度が 4.4％（w/v）以上で含有蛋白質の 80％以上がアルブミン（一部のグロブリンを含む）の等張製剤である．等張アルブミン製剤は，主に，出血性ショックや重症熱傷などにおいて，循環血漿量を補充する目的で使用され，規格として 100 mL と 250 mL がある．高張アルブミン製剤は，主に低蛋白血症に伴う難治性腹水や胸水の治療に対して使用され，規格として 20 mL と 50 mL がある．5％製剤 250 mL と 25％製剤 50 mL は，両者とも 1 バイアル中に 12.5 g のアルブミンを含有するが，この量は成人が 1 日に産生するアルブミン量に相当する．設問では，非代償期肝硬変患者にアルブミン製剤を投与する適応はあるかというものである．肝硬変は，慢性進行性肝疾患の終末像であり，最終的には肝不全に至る．非代償期では，食道・胃静脈瘤や脾腫などの門脈圧亢進症状，および腹水や肝性脳症を中心とする種々の合併症を呈する．肝硬変に合併する腹水は，低アルブミン血症に伴う血漿膠質浸透圧低下，門脈圧亢進に伴う類洞圧上昇，有効循環血液量低下に伴うレニン-アンジオテンシン-アルドステロン系の亢進などが主因と考えられる．難治性腹水の治療において，低アルブミン血症が高度（2.5 g/dL 以下）の症例では，高張アルブミン

 JCOPY 498-01930

製剤（25%）と利尿薬（抗アルドステロン薬が第1選択，必要に応じループ利尿薬を追加）を併用する．「科学的根拠に基づいたアルブミン製剤の使用ガイドライン」[1] において，"非代償性肝硬変で高度の浮腫・腹水・胸水をきたした場合は，まず減塩・水分制限と抗アルドステロン薬とループ利尿薬を用いて治療するが，治療抵抗性のいわゆる難治性腹水の治療に短期間の高張アルブミン製剤が投与される．特に低アルブミン血症が高度（2.5 g/dL 以下）の時には，利尿薬を増量しても反応しないことが多いため，通常ナトリウムの含有量が少ない高張アルブミン製剤を併用する"とされている．一過性の効果は期待できるが，原疾患の性格上，治癒は期待できないので，漫然と繰り返すべきではないと考える．ガイドラインにおいても，終末期患者へのアルブミン投与は推奨されていない．

【文献】

1) 安村　敏，松本雅則，牧野茂義，他．科学的根拠に基づいたアルブミン製剤の使用ガイドライン（第2版）．日本輸血・細胞治療学会誌．2018; 64: 700-17.

Q 039
輸血依存性の患者で注意すべきことは何か

解説　輸血依存性とは，血液疾患や造血器腫瘍において治療が奏効しない場合に，正常造血が回復せずに骨髄機能不全を呈し，生体機能を維持するために輸血療法が必要となる状態をいう．主に，赤芽球系造血が抑制されている場合や不応性貧血において，赤血球輸血が必要となる場合に使用されることが多い．輸血依存性に陥った場合には，長期間にわたって赤血球輸血を繰り返さざるを得ないことが多く，輸血後鉄過剰症をきたす．ヒトにおいて，過剰な鉄の排出機構は存在しないため，赤血球輸血により体内に入った過剰の鉄は，生体内に沈着して鉄過剰症を引き起こす．赤血球製剤に含まれる鉄の含有量は，1単位（200 mL 由来）当たり約100 mg である．輸血された赤血球は，寿命が尽きると網内系マクロファージに捕捉され処理される．鉄は，トランスフェリンと結合して血液中に戻り，赤芽球に取り込まれミトコンドリアでヘム合成に利用される．処理される赤血球の量が増えると，多くの鉄が急激に血中へ放出され，トランスフェリンと結合できない鉄は，フェリチンと結合して肝臓，心臓，膵臓，甲状腺，性腺，脾臓などに取り込まれ

蓄積する．体内に蓄積した鉄は，これらの臓器においてフリーラジカルを産生し，肝硬変，心不全，糖尿病などの臓器障害を引き起こす．血清フェリチン値は貯蔵鉄量の指標として用いられるが，輸血歴および肝鉄濃度と相関が認められる．総赤血球輸血量が 40 単位以上，あるいは血清フェリチン値が連続する 2 回の測定で 1,000 ng/mL 以上の場合に輸血後鉄過剰症と診断され，鉄キレート療法を開始する目安とされている．鉄キレート剤は，肝臓や心臓など体内に蓄積した過剰な鉄と結合してキレートを形成し，胆汁を介して糞便中に排泄させる．現在，経口鉄キレート剤であるデフェラシロクス（DFX，商品名エクジェイド®）が使用可能である．輸血後鉄過剰症において，心不全の合併が患者の予後を左右するとされている．サラセミアや鎌状赤血球貧血などの先天性溶血性貧血患者では，DFX の投与により血清フェリチン値を 2,500 ng/mL 未満に保つことで，心合併症の発生頻度が低下し生存期間が延長するとされている．また，骨髄機能不全状態にある場合，骨髄において自力で血球を産生することができずに汎血球減少症を呈することから，血小板減少症に対して血小板輸血も必要となる．

〈大坂顯通〉

JCOPY 498-01930

1-4. その他の輸血療法

Q
040
小児に対する輸血療法は成人の輸血療法と違いはあるか

解説 小児に対する輸血療法は，成人に対する輸血用血液製剤の使用指針をそのまま適用するには問題があり，小児に特有な生理機能や特殊性を別途考慮する必要がある．小児では，①少量の輸血量（10〜20 mL/kg），②プラスチックシリンジを使用した輸血，③細いゲージの注射針の使用，④輸注ポンプの使用など，成人とは異なる手法が用いられる．小児，特に新生児期は，胎内環境から胎外環境への移行期であること，胎外環境に対して適応障害が起こりうること，諸臓器が成熟過程にあり構造上の脆弱性や機能の未熟性があることなどに特徴づけられる．新生児，特に低出生体重児では高頻度に輸血が必要となることから，輸血副作用・合併症の出現には十分に注意する必要がある．小児一般に対する輸血用血液製剤の投与基準について，十分なコンセンサスは得られているとは言いがたいが，出生後4カ月までの小児を対象として，厚生労働省医薬・生活衛生局から「血液製剤の使用指針（平成31年3月改正）」"新生児・小児に対する輸血療法"が策定されているので，詳細は同指針を参照していただきたい．小児科領域では胎児輸血や交換輸血など特殊な輸血療法も行われるので，本書の他項も併せて参照していただきたい．また，小児では1回の輸血量が少ないことから，頻回に輸血を必要とする患児において院内分割が行われる．院内分割とは，1回輸血量が少ない小児患者などにおいて，日本赤十字社血液センターから供給される輸血用血液製剤を医療機関内で分割し，同一の献血者に由来する血液製剤を調製することをいう．とりわけ，極低出生体重児などでは，頻回に輸血を必要とすることから，ドナー曝露数を減らし，血液製剤の廃棄量を削減することが可能となる．対象となる血液製剤は，赤血球製剤と血小板製剤である．分割バッグの有効期限は，分割される前の元バッグ（親バッグ）と同じである．適切な時間（6時間以内）に輸血を完了する1回輸血量と元バッグの血液量を勘案して分割数を決定するが，分割数が多い程，分割バッグの認証や取り

扱い手順は増加し，過誤輸血のリスクは高くなる．また，結局使用せずに廃棄に至ることもある．赤血球製剤では，最小単位である1単位（200 mL 献血由来）を2～5分割するとされている．詳細は，日本輸血・細胞治療学会ホームページ上で公開されている"血液製剤の院内分割マニュアル"を参照していただきたい．同マニュアルにおいて，分割バッグ（小バッグ）は，市販の塩化ビニル製の輸血用分割バッグを使用するとされている．しかし，極低出生体重児などに輸血を行う場合は，1回輸血量が極端に少なく，かつシリンジポンプを使用することが多いと思われる．同マニュアルでは，赤血球製剤の"シリンジ保存は，細菌汚染や取り違えのリスクがあり望ましくない"と記載されている．筆者が勤務していた順天堂医院では，医師の依頼により，輸血部門の臨床検査技師がクリーンベンチ内で無菌接合装置を使用して20～30 mL のシリンジに血液製剤を分注し，バーコードラベルを貼付して出庫している．これにより，シリンジによる輸血であっても，一般の血液製剤と同様にベッドサイドにおける電子照合を可能としている．ちなみに，シリンジに保存した赤血球製剤の上清カリウム値は，24時間後まで許容範囲内にあり，6時間以内に使用するのであれば，問題ないレベルであることを確認している[1]．

【文献】

1) Ohsaka A, Abe K, Nakamura Y, et al. Issuing of blood components dispensed in syringes and bar code-based pretransfusion check at the bedside for pediatric patients. Transfusion. 2009; 49:1423-30.

Q *041*
妊娠時の感染症検査で HTLV-I が陽性と判定された

解説 ヒトTリンパ向性ウイルスI型（HTLV-I）は，成人T細胞白血病／リンパ腫（ATLL），HTLV-I 関連脊髄症（HAM），HTLV-I ぶどう膜炎（HU）の原因ウイルスである．HTLV-I はヒト T 細胞に感染し，核内へ移行して逆転写酵素により RNA から cDNA を生成し，宿主 DNA に組み込まれプロウイルスを形成する．造血器腫瘍の診療において，T 細胞白血病／リンパ腫の患者が HTLV-I 抗体陽性と判明した場合に，その時点で ATLL と診断することはできない．その腫瘍が ATLL（HTLV-I 関連）と診断する

ためには，腫瘍組織の一部を検体として DNA を抽出し，サザンブロット法によりクローン性（HTLV-I プロウイルスのインテグレーション）を検出する必要がある．HTLV-I の感染者は，大多数が無症候性キャリアであり，感染者のうち少数が発症する．HTLV-I は，フリーのウイルス粒子の感染効率が非常に悪いことから，感染の成立には感染細胞と非感染細胞の細胞間接触が必要と考えられている．したがって，HTLV-I 感染が成立するためには感染リンパ球の移行が必要である．感染ルートの第 1 は，母乳中のリンパ球を介する母子感染である．母親が HTLV-I キャリアの場合，その子どもは 15～30％が感染する．これを遮断するために，キャリアの母乳を中止して人工乳に切り替えても，2～3％の子どもに感染が成立するとされている．第 2 のルートは，精液中のリンパ球を介する夫婦間感染（主に夫から妻へ）である．しかし，ATLL 発症の潜伏期は非常に長いことから，成人後の感染が成立しても発症することはまれである．第 3 の感染ルートは輸血である．輸血用血液製剤の中で，細胞成分を含まない新鮮凍結血漿（FFP）は，HTLV-I 感染に関する限り問題にならないといえる．一方，赤血球製剤と血小板製剤については，製造工程において白血球（主にリンパ球）が 1 バッグあたり 10^6 個程度残存することから，これらの製剤は HTLV-I を伝播させうる．設問では，妊娠時の感染症検査で HTLV-I が陽性と判定されたということであるが，一般的なスクリーニング法で陽性の場合には，ウェスタンブロット法で確認検査を行う必要がある．確認検査でも HTLV-I が陽性と判定された場合，臨床所見において ATLL・HAM・HU を示唆する所見を認めなければ HTLV-I キャリアと診断し，断乳を含め慎重に説明を行う必要がある．

Q 042
重症黄疸の新生児が入院した

解説 設問では，患児が新生児溶血性疾患（HDN）により重症黄疸をきたしたものと考えられる．HDN は，新生児において，赤血球の溶血により貧血と黄疸が生じる病態である．溶血の結果生じた間接ビリルビンは，子宮内では経胎盤的に母胎の肝臓で処理されるが，出生後の新生児ではビリルビンをグルクロン酸抱合する能力がいまだ低いために間接ビリルビンが蓄積されやすい．重症黄疸が出生後 24 時間以内に出現した場合（新生児早発性黄疸）は，大脳基底核に沈着し重篤な神経学的障害をきたす核黄疸に進展する

か，死亡することもあるので早期の治療が必要である．溶血の原因として母児間の血液型不適合妊娠が多い．母児間の血液型不適合妊娠は，母体にない児の赤血球抗原に対する抗体が，母体で産生されて経胎盤的に児に移行し，児の赤血球抗原に結合して抗原抗体反応を引き起こし，児の赤血球を破壊して溶血と黄疸をきたす．HDN の原因の約 2/3 を ABO 血液型不適合妊娠が占める．母体が O 型で母児間に ABO 不適合の組合せが存在する場合，自然抗体として母体に産生された IgG クラスの抗 A 抗体あるいは抗 B 抗体が，経胎盤的に胎児へ移行して胎児の赤血球を溶血させる．ABO 血液型不適合妊娠では軽症の場合がほとんどであるが，Rh 血液型不適合妊娠では重症となることが多い．治療として，光線療法に加え，交換輸血が行われる．交換輸血は，主に新生児に対して，血中有害物質の除去を目的として，動脈から瀉血（しゃけつ）を，静脈から輸血を，同時あるいは交互に行う緊急的な輸血方法である．血液型不適合による HDN では，ビリルビンの除去，感作赤血球および不適合抗体の除去，非感作赤血球の補充を目的とする．交換輸血に使用される輸血用血液製剤は，主に合成血である．合成血は，文字通り O型赤血球と AB 血漿を合成した赤血球製剤であり，A 型抗原，B 型抗原，抗A 抗体，抗 B 抗体をすべて含まない輸血用血液製剤である．日本赤十字社血液センターから供給される合成血は，ヒト血液 200 mL あるいは 400 mLから白血球および血漿の大部分を除去し，洗浄した O 型の赤血球層に，白血球の大部分を除去した AB 型のヒト血漿を約 60 mL あるいは約 120 mL 加えた濃赤色の液剤である．交換輸血の具体的な方法として，通常，180 mL/kg（循環血液量の約 2 倍）の交換血液量を，100 mL/kg/hr の輸注速度で，約 2〜3 時間かけて行うと，90 ％の赤血球が置換され，ビリルビン値は約50 ％低下するとされている．

Q 043
外来経過観察中の妊婦が超音波検査で胎児水腫が疑われた

解説 胎児水腫は，新生児溶血性疾患（HDN）の最も重篤な病態で，高度の溶血による貧血，門脈圧亢進，肝内循環不全による肝細胞傷害，低アルブミン血症による浮腫・胸腹水・心嚢水腫，胎盤腫大など胎児に全身症状をきたすものである．Rh 血液型不適合妊娠において，無治療の場合には 20〜25 ％が胎児水腫に進展する．抗 D 抗体価が 64 倍を超えると胎児の生存率が

表 3 胎児輸血に使用する血液製剤の選択

1. O 型 RhD（−）の赤血球製剤（予め胎児採血を行い，胎児の血液型が判明している場合は胎児と同型血）
2. ヘマトクリット（Ht）値 85〜90%
3. 採血日より 4 日以内の赤血球製剤
4. 放射線照射済み製剤
5. サイトメガロウイルス抗体が陰性
6. 母胎の感作抗体が陰性

表 4 胎児輸血の輸血量換算式

輸血量（mL）＝（目標 Ht −胎児 Ht）/（輸血血液 Ht）×150×推定体重（kg）
150 は胎盤循環を考慮した補正値

　低下するとされている．胎児貧血を原因とする胎児水腫症例においては，重症の胎児貧血を認めることから，治療として胎児輸血が行われる．胎児輸血は，胎児に全血あるいは血液成分を投与することであり，胎児貧血を原因とする胎児心不全に対する治療法として有効である．胎児の腹腔内に輸血を行う胎児腹腔内輸血と胎児循環系に直接輸血を行う臍帯静脈内輸血がある．胎児腹腔内輸血は，胎児の腹腔内に注入された赤血球が横隔膜下のリンパ裂孔より右リンパ管へ入り，胎児循環へ取り込まれることを利用する方法である．現在，臍帯静脈から直接胎児循環系へ輸血を行う方法が主流であるが，両者を併用することで輸血回数を減少させるとの報告がある．胎児輸血では，原則として O 型 RhD（−）の赤血球製剤を使用する．胎児輸血に使用する血液製剤の条件（表3）と輸血量（表4）を示す．胎児輸血の実際の手技については，妊娠週数と胎位，胎盤の位置に影響を受けるが，詳細は成書を参照していただきたい[1]．胎児輸血の母体への合併症として，子宮内感染，切迫流早産，胎盤出血，羊水塞栓，常位胎盤早期剥離などがあげられる．

【文献】

　1）大戸　斉，遠山　博，編．小児輸血学．東京：中外医学社；2006.

Q 新生児の貧血が進行した

解説 　新生児の貧血の主な原因として，失血，溶血の亢進，赤血球の産生低下があげられる．新生児，特に低出生体重児は未熟性が強いほど貧血を生じやすく，赤血球輸血を必要とする頻度も高くなる．循環血液量が絶対的に少ないことから採血の影響を受けやすいこと，赤血球寿命が成人の 120 日に対して新生児で 60〜70 日，低出生体重児では 35〜50 日と短いこと，低酸素血症に対するエリスロポエチン（EPO）産生・分泌の相対的反応性低下などの要因が考えられる．生後 4〜12 週に認められる赤血球産生低下による貧血を未熟児早期貧血といい，低酸素血症に対する EPO 産生の反応が鈍く，赤血球産生が循環血液量の増加や採血量に追いつかないことが主因とされる．胎生期では主に肝臓で EPO が産生され，生後徐々に腎臓へ移行するが，未熟児ほど腎臓への移行が不十分である．低酸素血症に対する EPO 産生の反応が鈍い原因として，肝臓における EPO 産生が成人の腎臓と比較して 1/10 程度であることによる．新生児期における赤血球輸血の適応基準について明確なエビデンスはないが，以下，「血液製剤の使用指針（平成 31 年 3 月改正）」をもとに赤血球製剤の適正使用について述べる．①全身状態が安定している児では，通常，Hb 7 g/dL 以下の場合に輸血を考慮する．②慢性的な酸素依存症の児では，通常，Hb 11 g/dL 以下の場合に輸血を考慮する．③生後 24 時間未満の新生児，もしくは集中治療を受けている新生児では，通常，Hb 12 g/dL 以下の場合に輸血を考慮する．④使用血液は，採血後 2 週間未満の赤血球液を使用することが望まれる．⑤投与量と速度について，うっ血性心不全が認められない児において，1 回の輸血量は 10〜20 mL/kg とし，1〜2 mL/kg/hr の速度で輸血する．うっ血性心不全が認められる児では，心不全の程度に応じて別途考慮する．⑥溶血の防止について，24G より細い注射針を用いて輸注ポンプで加圧して輸血すると，溶血を起こす危険性があるので，新生児の輸血に際しては，輸血速度を遅くし，溶血の出現に十分な注意を払う．⑦長時間を要する輸血について，血液バッグ開封後は 6 時間以内に輸血を完了する．残余分は破棄する．1 回量の輸血をするのに 6 時間を超える場合には，使用血液を無菌的に分割して輸血し，未使用の分割分は使用時まで 2〜6℃ に保存する．以上，必要と思われる箇所を同指針より抜粋したが，他に血小板濃厚液と新鮮凍結血漿（FFP）の適正

使用についても記載されているので，読者は参照していただきたい.

Q 045
感染症を併発した好中球減少症患者に顆粒球コロニー刺激因子（G-CSF）を投与したが好中球数が増加しない

解説 顆粒球コロニー刺激因子（G-CSF）は，造血のプロセスにおいて，骨髄の骨髄系前駆細胞に作用して，好中球への分化・成熟を促進し好中球の産生を亢進させるサイトカイン（造血因子）である. 医薬品である遺伝子組換え型 G-CSF 製剤（rG-CSF）は，種々の血液疾患に伴う好中球減少症およびがん化学療法後の骨髄抑制による好中球減少症に対して，好中球を増加させる目的で投与される. 患者の基礎疾患あるいはがん化学療法による骨髄抑制の状態によっては，rG-CSF を投与しても好中球数が増加しないことが考えられる. 好中球減少症の患者が難治性感染症（敗血症，肝脾膿瘍，蜂窩織炎，骨髄炎など）に罹患し，rG-CSF を投与しても好中球減少症が改善せず，抗生物質，抗真菌薬，外科的処置など種々の治療に反応しない場合において，健常なドナー由来の顆粒球を輸注することでのみ患者の救命が可能であると判断される場合に顆粒球輸血が考慮される. 顆粒球輸血とは，健常人ドナーに rG-CSF を投与して大量の顆粒球（本稿では好中球と同義）を採取し，得られた顆粒球製剤を好中球減少症の患者に輸注する輸血療法である. 原則として，回復可能と考えられる好中球減少症，具体的には造血幹細胞移植症例やがん化学療法による高度の好中球減少症患者に難治性感染症を併発した場合を対象とする. 顆粒球製剤は，輸血用血液製剤として日本赤十字社血液センターから供給されないため，顆粒球製剤を院内調製することが可能な輸血部門が設置されていることが前提となる. 顆粒球製剤を調製するステップとして，まず，健常人ドナーの適格性を判断した後，ドナーの前処置，顆粒球採取，顆粒球製剤の調製という流れになる. 顆粒球を採取する 12〜18 時間前に G-CSF 5〜10 μg/kg/ 日を皮下注で1回投与する. 顆粒球採取に関して，一般的なアフェレーシス法とバッグ法がある. バッグ法は，成分採血装置を用いない簡便な採取方法であり（図5），小児や低体重の成人患者に適している. 詳細は，顆粒球輸血を安全に実施するガイドライン[1]を参照していただきたい.

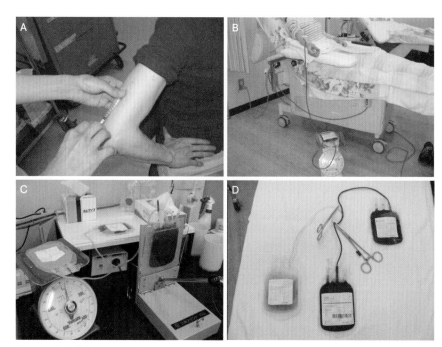

図5 バッグ法による顆粒球採取

バッグ法による顆粒球採取（福島県立医科大学菊田敦教授ご提供）.

A: ドナーへの G-CSF 投与（皮下注射），B: 重力法による採血，C: 遠心分離後の血球成分の分離，D: 分離された顆粒球製剤（右上），返血用赤血球（中），血漿（左）.

【文献】

1) Ohsaka A, Kikuta A, Ohto H, et al. Japan Society of Transfusion Medicine and Cell Therapy, Granulocyte Transfusion Task Force. Guidelines for safety management of granulocyte transfusion in Japan. Int J Hematol. 2010;91: 201-8.

〈大坂顯通〉

2-1. 手術・大量出血関連

Q *046*
胸部大動脈瘤の手術が予定された．輸血はどのように準備すればよいか

解説 人間の体は損傷を受けると出血するようにできている．だから手術すれば当然のごとく出血する．特に大動脈や心臓手術で人工心肺を使用する，ヘパリンを投与する，低体温とするため手術中に止血に難渋する，あるいは思わぬところで大出血をきたすことがある．それぞれの施設で，最大手術血液準備量（maximum surgical blood order schedule: MSBOS）や手術血液準備計算法（surgical blood order equation: SBOE）に基づき輸血を準備することが一般的である．通常は，術式平均輸血量のおよそ 1.5 倍程度をオーダーしている施設が多い．いまでも，①何も迷うことなく先輩医師の指示通りにオーダーする，②胸部大動脈手術は常に赤血球液 20 単位，新鮮凍結血漿（fresh frozen plasma: FFP）20 単位，濃厚血小板 40 単位をオーダーする，③麻酔科に任せる，などとしている施設が多いのではなかろうか．

東邦大学医療センター大森病院での輸血の準備ついて

　　　＜輸血オーダーの目安＞

　　　胸部大血管手術　　　赤血球液 6 U，FFP 6 U，濃厚血小板 10 U

　　　緊急開胸大血管手術　赤血球液 10 U，FFP 10 U，濃厚血小板 20 U

　これはあくまで，目安であって症例によって具体的なオーダーは異なる．大動脈瘤の破裂症例では，最終的には濃厚血小板を 40 U 使用することが多い．入院時から貧血がある，肝機能障害がある，血小板数が低い，抗凝固薬を内服している症例では特に注意が必要で，オーダー数を増やす．Rh (−)，不規則抗体陽性など特殊な血液型の場合は製剤を輸血部門で予備保管し，必要時はすぐに手術室に搬送できるように輸血部門とは緊密に連携をとるようにしている．癒着の程度や術式の変更など考慮したうえで，最終的には術者が責任をもって確認し，輸血を準備するようにしている．また，クリオプレシピテートが保険収載されたので，血清フィブリノゲン値の低下した症例で

は人工心肺離脱後に院内作成のクリオプレシピテートを投与する症例もある.

人工心肺使用時には血液希釈が起こる. 人工心肺中の Hb 値についての上限および下限は明らかではない. 人工心肺離脱後は Hb 値が $7 \sim 8 \, g/dL$ 以上（$<10 \, g/dL$）になるようにすることが多い.

$18 \sim 26 ℃$ の低体温により血小板数は減少する. 主として門脈系に血小板が捕捉 sequestration されることによる. 80％以上の血小板は復温とともに循環血液中に戻る. したがって, 低体温時の血小板数減少の解釈には注意を要する. また, 低体温によりトロンボキサン合成酵素阻害によるトロンボキサン A2 産生低下が起こり, 血小板凝集能は大きく低下するほか, 血管内皮細胞障害も起こる. 復温により血小板凝集能は回復するが, 完全な回復には時間がかかる. 最近よく用いられる常温人工心肺では血小板凝集能低下はない.

人工心肺を用いた手術において, 検査所見に基づいた輸血を行うことで, 経験的な方法に比べ出血量を増加させることなく, 新鮮凍結血漿や血小板濃厚液などの輸血量を減少させることができたと報告されている.

止血のためには血小板数が $5 \sim 10$ 万 $/ \mu L$, 凝固因子が正常の $20 \sim 40％$ あれば十分であることをよく認識する必要がある. 血小板輸血や新鮮凍結血漿を投与する場合, 正常あるいはそれを上回るような補充は不要であることをよく認識すべきである.

術前の薬物療法が有効な貧血の是正は必要である. 術前の貧血は同種血輸血を必要とする重要な因子である. 腎不全や, 鉄欠乏性貧血もしばしばみられる. また, 鉄欠乏性貧血も存在するので, 鉄剤などによる治療が必要なことがある.

人工心肺症例における血小板濃厚液や新鮮凍結血漿の予防的投与は勧められない. 同種血輸血量の減少には, 術中の凝固検査のチェックを行い, 不足した成分を補充する方法が有用である. 複雑な心臓手術においては, トロンボエラストグラム（TEG）などが参考になるとの報告がある[1].

出血に伴う心停止や血行動態の非常に不安定な危機的出血の発生は手術件数1万件に対して5.8件発生している. このような場合は「危機的出血に対する対応ガイドライン」に沿って対応する. ワルファリンや抗凝固薬を内服している患者では出血しやすくなる. 肝硬変患者では, 凝固因子産生が減少しているため出血量が多くなる. 術式のなかでは胸部大動脈の手術で出血量

JCOPY 498-01930

が多くなる.

　小川らは，待機的胸部大動脈手術で術前貧血のない症例では，貯血式自己血輸血，希釈式自己血輸血，回収式自己血輸血の組み合わせで，70％以上の同種血輸血回避が可能である．また，同種血準備方法として術前 Hb 11 g/dL 未満の貧血症例では SBOE による術前準備と，術中出血の程度に応じた追加オーダーで対応可能であると述べている[2].

　出血量が多くなることが予想される場合，自己血貯血を検討する，同型血を多めに準備しておく，O 型の赤血球製剤を多めに準備するなどの方法がある．近年，多くの施設で内視鏡手術や低侵襲手術が増加傾向で，手術に伴う輸血量が減少傾向にある．そのため，大量輸血，緊急輸血症例数のなかで心臓大血管手術症例の占める割合が相対的に増えている．心臓血管外科チームは，輸血部門や血液センターと十分連絡を取って，日ごろから良い信頼関係を構築しておくことがきわめて重要である．コミュニケーションは組織にとっての循環血液である．

　血液製剤は献血によって得られた貴重で有限な医療資源である．廃棄することなく適正で有効な使用がわれわれ医療関係者の責務である．

【文献】

1) Stover EP, Siegel LC, Parks R, et al. Variability in transfusion practice for coronary artery bypass surgery persists despite national consensus guidelines. Anesthesiology. 1998; 88: 327-33.
2) 小川公代, 戸出浩之, 臼井　正, 他. 心臓血管外科手術における自己血及び同種血輸血の現状と適正準備方法の検討. 日本輸血・細胞治療学会雑誌. 2016; 6: 13-23.

〈塩野則次〉

Q *047*

68 歳男性，血尿を主訴に来院．膀胱がんと診断され，膀胱全摘除術と回腸導管による尿路変向術が予定されている．既往歴に高血圧があり，カルベジロールを内服している．術前 Hb 値は 7.2 g/dL と貧血を認めるが，その他症状や異常所見なし．本患者の術前に赤血球輸血は必要であるか

Answer 必要とは言えない．

設問解釈

〈術前情報〉

- ●疾患：膀胱がんは出血を主訴として診断されることが多く，貧血は高頻度に起こる合併症である．本症例も術前 Hb 値 7.2 g/dL と低値である．
- ●手術・処置：予定手術である膀胱全摘除術と回腸導管による尿路変向術は長時間手術で，尿量計測困難，長時間の腸管操作による腸管浮腫などが術中の輸血輸液管理を困難にする．開腹手術が標準術式であるが，最近では腹腔鏡手術や内視鏡手術支援ロボット（ダヴィンチ）を用いた低侵襲手術が増加し，術後痛，出血量ともに少ない．2018 年には内視鏡手術支援ロボットが保険適応となっている．
- ●患者：高血圧の既往があり，$\alpha\beta$ 遮断薬のカルベジロール 1 剤でコントロールされている．明らかな虚血性心血管合併症は指摘されていない．

回答の根拠

　術前輸血は従来しばしば行われてきた慣習である．以前は術前 Hb 値 10.0 g/dL が必要といわれてきた．現在でも明らかな術前貧血是正のトリガー値は示されていないため，術前輸血の是非は臨床判断にゆだねられている．本患者では貧血による症状がない．加えて本手術では突発的な大出血が起こる可能性は少なく，通常は剥離操作などで少しずつ出血量が累積していく．このような手術の性質から，動脈ライン，静脈ラインを確保した完全なモニタリングがなされている手術中に必要量の輸血を投与することで貧血への対応は十分間に合うと考えられ，安全性も確保できる．

　近年は計画的に不必要な輸血を削減し，かつ予後改善を目標とする管理方法である Patient Blood Management（PBM）の安全性，非劣性が証明され

ている．具体的な PBM の効果を紹介する．ドイツ 4 大学病院の周術期患者 129,719 例において，PBM 導入により患者 1 人あたりの RBC 投与量が減少したにもかかわらず，死亡，心筋梗塞，脳卒中，急性腎不全（AKI），肺炎，敗血症のいずれかの有害事象発生率は，PBM 前が 6.53％，PBM 後が 6.34％と変わらなかった．AKI 発症は PBM 群で減少し，合併症減少も認められた[1]．

尿路変向手術において周術期の AKI 発症を抑えることは重要であり，不要な輸血は極力避けることが賢明であろう．患者が安定している状態であれば，赤血球製剤の輸血トリガー値は術中術後と同様に Hb 7.0 g/dL と判断できる[2]．

PBM が従来の輸血療法と大きく異なることは，輸血回避または最小限の投与で済むように，術前から計画的に貧血治療を行うことである．術前の鉄剤投与が有効で，従来のクエン酸第一鉄ナトリウムに加え，本邦でも 2018 年に承認された消化器症状の少ないカルボキシマルトース第二鉄が有効だという報告が発表された．婦人科術前貧血患者に対し 1 回または 2 回の投与を行うと，投与後約 7 日で 7 割以上の患者が Hb 10 g/dL を達成できた[3]．本邦で行われた安全性に対する試験において，主な副作用は低リン血症であったが，治療なしに改善し症状は出現しなかったと報告された[4]．本患者でも術前に鉄剤を投与し，可能な限り術前貧血を改善して手術に臨むとよい．

【文献】

1) Meybohm P, Herrmann E, Steinbicker AU, et al. Patient blood management is associated with a substantial reduction of red blood cell utilization and safe for patient's outcome: a prospective, multicenter cohort study with a noninferiority design. Ann Surg. 2016; 264: 203-11.
2) 米村雄士，松本雅則，稲田英一，他．科学的根拠に基づいた赤血球製剤の使用ガイドライン（改訂第 2 版）．日本輸血細胞治療学会誌．2018; 64 : 688-99.
3) Lee S, Ryu KJ, Lee ES, et al. Comparative efficacy and safety of intravenous ferric carboxymaltose and iron sucrose for the treatment of preoperative anemia in patients with menorrhagia: An open-label, multicenter, randomized study. J Obstet Gynaecol Res. 2019; 45: 858-64.
4) Ikuta K, Ito H, Takahashi K, et al. Safety and efficacy of intravenous ferric carboxymaltose in Japanese patients with iron-deficiency anemia caused by digestive diseases: an open-label, single-arm study. Int J Hematol. 2019; 109: 50-8.

〈岡田尚子〉

Q *048*

肝がん合併肝硬変患者が肝がん摘出手術を行うことになった.
術前より凝固障害と血小板減少を認めているが，術前〜術中
のFFPおよび血小板輸血はどのように行うべきか？

解説 　肝硬変患者は門脈圧亢進症により脾臓への血流が増加し，脾機能亢進症
をきたしていることが多い．そのため脾臓での血球破壊が亢進し，血小
板減少症や白血球減少症を呈する.

　また，肝臓での蛋白合成能低下により凝固因子の産生が低下し，凝固検査
値異常を呈する．特にビタミンK依存性に肝臓で産生されるプロトロンビ
ン，第Ⅶ因子，第Ⅸ因子，第Ⅹ因子の血中濃度が低下するが，なかでも半減
期の最も短い外因系の第Ⅶ因子の活性低下が顕著なため，特にPTが延長し
やすい.

　このような肝硬変患者の術前に血小板輸血を行っても，輸血された血小板
はすみやかに脾臓で破壊されるため，血小板数は増加しないことが多い．し
たがって術前の血小板輸血に医学的意義はない．また，FFP輸血には出血
予防効果はないため，術前のFFP輸血も無意味である.

　さて，術中に活動性出血をきたして出血量が増え，止血不良を認めた際に
は，ただちに血小板数およびフィブリノゲン値を測定する．血小板数＜5万
で出血が続いている状況であれば，すみやかに10単位の血小板輸血を行う.
一方，代表的な凝固検査であるPT，APTT値は，実のところトータルの凝
固能を示すものではなく，凝固因子の補充を始めるトリガー値とはなり得な

表5　出血量と凝固因子濃度／フィブリノゲン値

- ●循環血漿量（dL）＝体重（kg）x 0.4
- ●出血前　凝固因子濃度（G）: 100%（Hct. 45%と仮定）
  　　　　　フィブリノゲン値（F）: 250 mg/dL

✓出血量分を補液・赤血球輸血で補った場合			
・出血量	1,000 mL	2,000 mL	3,000 mL
・体重50 kg　G	73%	45%	18%
F	181 mg/dL	113 mg/dL	44 mg/dL
・体重60 kg　G	77%	54%	31%
F	193 mg/dL	135 mg/dL	78 mg/dL
・体重70 kg　G	80%	61%	41%
F	201 mg/dL	152 mg/dL	103 mg/dL

表6　FFP 投与後のフィブリノゲン値／凝固因子濃度

投与後 Fib 値＝
(mg/dL)

$$\text{投与後 Fib 値 (mg/dL)} = \frac{(\text{投与前 Fib 値} \div 1000 \times BW \times 0.4) + (\text{FFP 投与単位数} \div 4) \times 1000}{(BW \times 0.4) + (\text{FFP 投与単位数} \times 1.2)}$$

	FFP 4 単位	FFP 8 単位
体重 50 kg で Fib 値 150 mg/dL →	161 mg/dL	169 mg/dL
体重 50 kg で Fib 値 100 mg/dL →	121 mg/dL	135 mg/dL
体重 60 kg で Fib 値 150 mg/dL →	160 mg/dL	167 mg/dL
体重 60 kg で Fib 値 100 mg/dL →	118 mg/dL	131 mg/dL
体重 70 kg で Fib 値 150 mg/dL →	159 mg/dL	165 mg/dL
体重 70 kg で Fib 値 100 mg/dL →	116 mg/dL	128 mg/dL

	FFP 4 単位	FFP 8 単位
体重 50 kg で凝固因子濃度 60% →	64.4%	67.6%
体重 50 kg で凝固因子濃度 40% →	48.4%	54%
体重 60 kg で凝固因子濃度 60% →	63.9%	66.7%
体重 60 kg で凝固因子濃度 40% →	47.2%	52.4%
体重 70 kg で凝固因子濃度 60% →	63.4%	66.0%
体重 70 kg で凝固因子濃度 40% →	46.3%	51.1%

表7　凝固因子活性を上げるための FFP 必要量

● 患者の凝固因子活性量を約 20～30% 上昇させるには，患者の体重 1 kg あたり約 8～12 mL（40 mL/kg の 20～30%）の血漿が必要である [8]

注．凝固因子の血中回収率を 100% とする

例．体重 50 kg の患者の場合，凝固因子の活性量を約 20～30% 上昇させるのに必要な血漿量は，約 400～600 mL となる

? 本当にそうなの？ ← 体重 50 kg の患者で，Fib 値 150 mg/dL
　　　　　　　　　→ 45 mg/dL（＝30%）上げて Fib 値 195 mg/dL とするには 600 mL（5 単位）の FFP 投与で OK ?

✓ FFP 投与後の循環血漿量増加分が計算に入っていないため，この期待値通りにはならない！

い [1,2].

　ここで，出血量と血中の凝固因子濃度およびフィブリノゲン値の関係を表5 に示す．止血のために必要な最低血中濃度は，ほとんどの凝固因子が 20～25% なのに対し，フィブリノゲンは 60%（150 mg/dL）とされている [3]．表5 からわかるように，出血量 1,000 mL くらいまでは新鮮凍結血漿（FFP）の輸血にて凝固因子を補う必要はないと言える．しかし出血量が 1,500 mL を超えて 2,000 mL に近づくと，まずフィブリノゲンが止血可能域を下回ることになり，補充が必要となる [4,5]．具体的な対応としては，フィブリノゲン値を測って＜150～180 mg/dL であれば，4～8 単位の FFP 輸血を考慮す

表8　FFP-240とFFP-480の比較

●FFP-240 （¥18,000）			●FFP-480 （¥24,000）		
✓56 mL （23%） の抗凝固剤 （クエン酸 Na 液）を含有			✓80 mL （17%） の抗凝固剤 （クエン酸 Na 液）を含有		
✓実血漿量: 184 mL			✓実血漿量: 400 mL		
✓フィブリノゲン含有量は 0.45 g			✓フィブリノゲン含有量は 1.0 g		
	実血漿量	価格		実血漿量	価格
→ 8 単位:	736 mL	¥7.2 万	→ 8 単位:	800 mL	¥4.8 万
→ 12 単位:	1,104 mL	¥10.8 万	→ 12 単位:	1,200 mL	¥7.2 万
→ 16 単位:	1,472 mL	¥16.2 万	→ 16 単位:	1,600 mL	¥9.6 万
→ 20 単位:	1,840 mL	¥18.0 万	→ 20 単位:	2,000 mL	¥12.0 万
→ 男性由来のみであり， 　フィブリノゲン含有量は少なめ			→ 女性由来のものも多く， 　フィブリノゲン含有量は多め		
FFP-240 の 2 袋分は，FFP-480 の 1 袋分とはまったく違う！					

る．しかし実際にはFFP-480を1～2パック（4～8単位）輸血しても，（フィブリノゲンを含む）凝固因子の血中濃度上昇幅はわずかであって大きくは上がらず（表6），止血凝固能の改善には至らない[6,7]．その理由は「FFPの凝固因子含有濃度は薄い」ということに尽きる．この点，FFP輸血による凝固因子濃度の実際の増加幅は，日本赤十字社から出されているFFPの資料内容[8]と食い違う（表7）．これは，FFP投与後の患者の血漿量増加分（表6上部の計算式の赤枠部分）が計算に入っていないためである．なお参考までに，FFP-240とFFP-480の違いを示しておく（表8）．

　したがって，低下したフィブリノゲン値を十分に上げて止血可能域まで到達させるためには，濃縮フィブリノゲン，すなわちクリオプレシピテートまたはフィブリノゲン製剤（保険適用外）の投与が必要となる[9-12]．濃縮フィブリノゲン3gを10～20分の短時間で投与すれば，血中フィブリノゲン濃度は100 mg/dLほど上昇すると期待される．

【文献】

1) Rand MD, Lock JB, van't Veer C, et al. Blood clotting in minimally altered whole blood. Blood. 1996; 88: 3432-45.
2) Appadu BL. Prolongation of prothrombin time in the critically ill: Is it time for decisive action? Crit Care Med. 2010; 38: 2065-6.
3) Hiippala ST, Myllylä GJ, Vahtera EM. Hemostatic factors and replacement of major blood loss with plasma poor red cell concentrates. Anesth Analg. 1995; 81: 360-5.

4) Levy JH, Szlam F, Tanaka KA, et al. Fibrinogen and hemostasis: a primary hemostatic target for the management of acquired bleeding. Anesth Analg. 2012; 114: 261-74.
5) Levy JH, Welsby I, Goodnough LT. Fibrinogen as a therapeutic target for bleeding: a review of critical levels and replacement therapy. Transfusion. 2014; 54: 1389-405.
6) Chowdary P, Saayman AG, Paulus U, et al. Efficacy of standard dose and 30 ml/kg fresh frozen plasma in correcting laboratory parameters of haemostasis in critically ill patients. Br J Haematol. 2004; 125: 69-73.
7) Holland LL, Foster TM, Marlar RA, et al. Fresh frozen plasma is ineffective for correcting minimally elevated international normalized ratios. Transfusion. 2005; 45: 1234-5.
8) http://www.jrc.or.jp/mr/relate/info/pdf/yuketsuj_0706-106.pdf
9) Collins PW, Solomon C, Sutor K, et al. Theoretical modelling of fibrinogen supplementation with therapeutic plasma, cryoprecipitate, or fibrinogen concentrate. Br J Anaesth. 2014; 113: 585-95.
10) 山本晃士. 出血治療におけるクリオプレシピテートの臨床的意義. LiSA (Life Support and Anesthesia). 2020; 27: 1184-7.
11) Fenger-Eriksen C, Lindberg-Larsen M, Christensen AQ, et al. Fibrinogen concentrate substitution therapy in patients with massive haemorrhage and low plasma fibrinogen concentrations. Br J Anaesth. 2008; 101: 769-73.
12) 髙松純樹. 大量出血時の病態と輸血療法　フィブリノゲン濃縮製剤投与の有用性. 医学のあゆみ. 2010; 235: 66-71.

〈山本晃士〉

Q 049

75 歳女性，150 cm，45 kg，術前値 Hb 11.0 g/dL．頸胸椎側弯症の診断で，第 7 頸椎から第 8 胸椎の脊椎固定術を施行中である．予定している固定部位の半分まで手術が進行した時点で出血量が 1,000 mL を超え Hb 値は 6.9 g/dL まで低下した．どの時点で輸血を開始すべきか？ 出血量がどの程度増加したら FFP 投与を行うべきか

Answer ただちに投与を開始すべきである．

設問解釈

- 疾患：成人の側弯症手術は出血量が多い．
- 患者：体重 45 kg であると，推定循環血液量は 70 mL/kg×45 kg = 3,150 mL．ヘモグロビン値 7.0 g/dL となる推定許容出血量は 3,150×(11.0-7.0)/11.0 = 1,145 mL．
- 手術・処置：予定手術部位の半分が終了した時点で，すでに出血が 1,000 mL を超えた．Hb 6.9 g/dL は，術中の輸液による希釈と，出血カウントに含まれない術野や床にこぼれた出血による過小評価された出血量の可能性がある．そして，手術進行は続き同程度の手術内容が行われるので，同程度の出血が見込まれる．つまり少なくとも 2,000 mL の出血が見込まれる．これは循環血液量の 6 割を超える．

回答の根拠

脊椎手術では創部が開放している間中，切開部や脊柱管内静脈叢，硬膜外静脈叢からの出血が続く．本患者は 8 椎間の固定術で手術時間が長いため，手術時間に比例して出血も多い．貧血が進むと主要臓器への酸素運搬が低下し虚血を生じるため，ヘモグロビン濃度の維持が必要になる．科学的根拠に基づいた赤血球製剤の使用ガイドライン（改訂第 2 版）では周術期貧血の赤血球（RBC）輸血のトリガー値を，高齢者または冠動脈疾患を合併していない場合には，Hb 値 7～8 g/dL と推奨している（1A）[1]．

出血により止血に必要な凝固関連因子は低下する．最も早期に止血限界となる因子はフィブリノゲンで，循環血液量と同等の出血で止血限界の 100 mg/dL を下回る[2]．欧州麻酔科学会のガイドラインでは，周術期重症出

血におけるフィブリノゲン目標値は 150〜200 mg/dL 以上としている[3].
よって循環血液量より少ない出血量でも凝固因子の補充が必要となること
を，医師は念頭に置いておくべきである．

　外傷以外では血漿投与が予後を改善させたという強力なエビデンスはな
い[4]．一方，血漿投与は多臓器不全など予後不良に関連するともいわれてい
る[5]．出血量がさらに増加し低フィブリノゲン血症となった場合には新鮮凍
結血漿（FFP）ばかり投与していてもフィブリノゲン値は増加しないので[6]，
そのような場合はクリオプレシピテートや乾燥人フィブリノゲンなどフィブ
リノゲン製剤の投与を考慮する．

　本邦の『大量出血症例に対する血液製剤の適正な使用のガイドライン』で
は，大量出血症例へのフィブリノゲン濃縮製剤の投与を推奨している[1]．
フィブリノゲン値がすぐに測定できない状況であっても，総出血量が循環血
液量に近くなると予測されたときには，循環血液量維持と凝固機能温存目的で
FFP 投与を行う．整形外科などの手術における大量出血時の FFP：RBC 最適
投与比はエビデンスが不足していることから結論が保留となっているが[1]，筆
者は FFP 投与が必要と判断した時点から FFP：RBC＝1：1 で投与をはじ
め，循環動態が安定したころにヘモグロビン値とフィブリノゲン値を測定
し，追加投与の血液製剤を決定している．

　術前のフィブリノゲン低値は出血のリスクとなるため把握しておく必要が
あり，術中は早期にフィブリノゲン値を測定し 150 mg/dL を下回らないよ
うにする．

【文献】
1) 宮田茂樹，板倉敦夫，上田裕一，他．大量出血症例に対する血液製剤の適正な使
   用のガイドライン．日本輸血細胞治療学会誌．2019: 65; 21-92.
2) Hiippala ST, Myllylä GJ, Vahtera EM. Hemostatic factors and replacement
   of major blood loss with plasma-poor red cell concentrates. Anesth
   Analg. 1995; 81: 360-5.
3) Kozek-Langenecker SA, Afshari A, Albaladejo P, et al. Management of
   severe perioperative bleeding: guidelines from the European Society of
   Anaesthesiology. Eur J Anaesthesiol. 2013: 30; 270-382.
4) Levy JH, Welsby I, Goodnough LT. Fibrinogen as a therapeutic target for
   bleeding: a review of critical levels and replacement therapy.
   Transfusion. 2014: 54; 1389-405.
5) Inaba K, Branco BC, Rhee P, et al. Impact of plasma transfusion in trauma
   patients who do not require massive transfusion. J Am Coll Surg. 2010;

　　210: 957-65.
6) Collins PW, Solomon C, Sutor K, et al. Theoretical modelling of fibrinogen supplementation with therapeutic plasma, cryoprecipitate, or fibrinogen concentrate. Br J Anaesth. 2014: 113; 585-95.

〈岡田尚子〉

Q 050

76 歳男性，胃がんに対して胃全摘術が予定されている．既往歴として，大動脈弁閉鎖不全症に対する生体弁置換術と術後感染による再置換術があり，2 度の輸血歴がある．不規則抗体（抗 E 抗体）が陽性である．一般的に，胃全摘術の出血量が 300 g である病院であれば，輸血オーダはタイプ＆スクリーン（T&S）である．本症例の輸血オーダは T&S で良いか

Answer　良くない．交差適合試験済みの E 抗原陰性血の準備が必要である．

設問解釈

- 疾患・手術：胃全摘術は胃上部にかかる進行胃がん，あるいは胃上部にかかる早期胃がんで幽門側を温存できない場合に選択される．平均的な出血量は 200〜400 mL 程度であるが，多臓器合併切除，手術既往，肥満などで出血リスクは異なってくる．

- 患者：大動脈閉鎖不全症（AR）に対し生体弁置換術を施行されている．生体弁であれば術後数カ月のみ抗凝固薬が必要となる．本患者では抗凝固療法は終了している（ようである）．また 2 度の輸血歴により不規則抗体（抗 E 抗体）を保有している．

回答の根拠

　　臨床的に重要な不規則抗体は輸血された赤血球表面の抗原と反応して赤血球を破壊し，遅発性溶血反応（DHTR）を起こす．臨床的意義があり抗原陰性血の輸血が必要な不規則抗体を表 9 に示す．

　　本患者の持つ抗 E 抗体は Rh 系の抗体で，ほとんどが輸血や妊娠によって産生される．抗 E 抗体はしばしば検出されるが，これは E 抗原陰性率（約 50％）が高頻度であるためである．参考に D 抗原陰性（＝ RhD 陰性）は約 0.5％である．E，c 陰性の患者は c 抗原にも曝露されている可能性が高く，検出限界以下でも抗 E 抗体と同時に抗 c 抗体を有することが多い．よって抗 E 抗体陽性者に赤血球を投与する場合は E，c 抗原陰性血を準備する．E のみが適合の輸血では，抗 c 抗体により溶血性輸血反応が生じることがある[1]．

　　出血量は約 300 g と推測されている．50 kg の成人であれば循環血液量は約 3,500 mL であり，出血量 300 g は循環血液量の 10％にも充たない．よっ

表 9　抗原陰性血が必要な代表的不規則抗体の特徴と抗原陰性頻度[1,2]

不規則抗体の種類	抗体の特徴	抗原陰性頻度	
Rh 抗 D, 抗 E, 抗 e, 抗 C, 抗 c	免疫抗体 血管外溶血 **臨床的意義のある抗体として最も多く検出される.** そのなかでも抗 E の検出頻度が高い.	D (−) E (−) e (−) C (−) C (−)	0.5% 50% 10% 13% 43%
MNS M, N, S, s	抗 M, N: 自然抗体, 冷式抗体 抗 S, s: 免疫抗体 抗 M 抗体が冷式抗体であれば臨床的意義は低い.	M (−) S (−) S (−)	22% 89% 0.5%
Duffy Fy^a, Fy^b	免疫抗体 血管内溶血	Fy (a−) Fy (b−)	1% 80%
Kidd Jk^a, Jk^b	免疫抗体 血管内溶血, 血管外溶血 抗 Jk^a の検出が多い. 抗体価がすぐ下がるが抗原陽性血輸血でブーストされ **24〜48 時間後に溶血反応が起こることがある.**	Jk (a−) Jk (b−)	27% 22%
Diego Di^a, Di^b	免疫抗体 血管内溶血 抗 Di^a の検出が多い. Di^a 抗原は日本人（9%）を含む蒙古人種特有の抗原 で, **抗原陰性血の確保が困難.**	Di (a−) Di (b−)	91% 0.1%
Lewis Le^a, Le^b	主に自然抗体, 冷式抗体 抗 Le^a 抗体が冷式抗体であれば臨床的意義は低い.	Le (a−) Le (b−)	82% 27%

て, 高度術前貧血や虚血性心疾患, 脳血管疾患がなければ手術中に輸血を開始する確率は比較的低い. しかしながら本患者は抗原陰性血の準備が必要な不規則抗体を有するため, 血液製剤確保と交差適合試験を手術前に行う必要がある. 頻度が低い不規則抗体では献血者が非常に限られるため, 抗原陰性血の確保自体が困難である.

　抗凝固療法中の患者は薬剤中断中でも出血しやすい, という印象を持っている麻酔科医は少なくない. しかし明らかなエビデンスは筆者の知る限り存在しない.

【文献】

1) 高橋直美, 國友由紀子, 山本恵子. 不規則抗体の種類と性状. In: 認定輸血検査技師制度協議会カリキュラム委員会, 編集. スタンダード輸血検査テキスト. 第2版. 東京: 医歯薬出版; 2014. p.78-85.
2) 日本赤十字社北海道赤十字血液センター　HP を引用参照.
https://www.bs.jrc.or.jp/hkd/hokkaido/special/m6_06_05_01_00000162.html) 2020 年 12 月 4 日閲覧.

〈岡田尚子〉

Q

48歳女性，大量の吐血によるショック状態の患者が搬送されてきた．ただちに血液型検査とパイロット採血を行い，緊急輸血を開始した．その後，血液型はA型，RhD陽性であったが，不規則抗体スクリーニング検査において不規則抗体の存在が疑われた．輸血はどのように行うべきか

解説 出血性ショックの緊急患者が搬送された場合，救命のための輸血をできるだけ早く行う必要がある．このように医学が進歩した21世紀であっても，輸血だけが，出血の生命危機を助けることができる唯一の手段である．初療の救急医は，すぐに血管の確保と輸血検査用の血液を採取したのち，ASAP（as soon as possible）でO型のRhD陽性の赤血球輸血を開始する．その間にABO血液型，Rh血液型の検査を輸血部門において同時進行で行う．交差適合試験を行う時間的余裕がない場合は，ABO同型の赤血球輸血を交差適合試験なしで輸血する．この場合は，交差適合試験を省略することになるが，一般的には不規則抗体による溶血性副反応の程度は比較的軽い場合が多く，生命に危機を及ぼすような反応はまれである．したがって，危機的状況においては救命を優先すべきで，交差適合試験を省略しても時機を逸することなく輸血を施行すべきである[1]．余談であるが，アメリカの医療ドラマなどでは，ER（Emergency room）においてO型のRhD陰性を最初に輸血する．欧米ではRhD陰性の比率が日本人よりも多いので（欧米8〜15%，日本人0.5%）RhD抗原による副作用を避けるためである．

抗A抗体，抗B抗体を規則抗体といい，それに対してABO血液型以外の赤血球抗原に対する抗体を不規則抗体という．Rh血液型に対する抗体も不規則抗体である．不規則抗体は，輸血や妊娠などによる免疫感作による免疫抗体（主にIgG抗体，胎盤通過性あり）と免疫感作によらない自然抗体（主にIgM抗体，胎盤通過性なし）がある．免疫抗体は，溶血性副作用や新生児溶血性疾患（HDN）を起こすため注意が必要である．不規則抗体スクリーニングは間接Coombs法によるもので，検査時間は30分から40分必要である．不規則抗体の同定検査はもっと時間がかかり，まれな不規則抗体の同定には数日かかる場合もある．不規則抗体の大部分はIgGである免疫抗体でABOに対する抗体とは異なり，血管外溶血〔遅発性溶血反応（DHTR）〕を起こすことがあるが，臨床的に重篤になることはまれである．臨床的に意

表10　臨床的に意義のある不規則抗体と輸血用血液製剤の選択

(大坂顯通. 輸血学テキスト. 東京: 中外医学社; 2013. p.63-76)[2]

抗体の特異性	臨床的意義	血液製剤の選択
Rh	あり	抗原陰生血
Duffy	あり	抗原陰生血
Kidd	あり	抗原陰生血
Diego	あり	抗原陰生血
Ss	あり	抗原陰生血
Kell	あり	抗原陰生血
M	37℃反応性の場合	抗原陰生血
Lea	稀	抗グロブリン試験による交差適合試験の適合血

義のある不規則抗体は，37℃反応性の間接抗グロブリン試験で陽性を示す場合である[2].

　臨床的に意義の高い Rh 血液型（抗 D，抗 E，抗 c，抗 C，抗 e など），Duffy 血液型（抗 Fy^a，抗 Fy^b，抗 Fy3 など），Kidd 血液型（抗 Jk^a，抗 Jk^b など），Diego 血液型（抗 Di^a，抗 Di^b など），Kell 血液型（抗 K など）に対する抗体や抗 S 抗体，抗 s 抗体はよく検出される．これらは原則として抗原陰性血を選択する．また，過去にこれらの同種抗体を保有したことのある患者でも，遅発性溶血反応を予防するため，できる限り抗原陰性血を選択する．臨床的意義の低い抗 P1，抗 N，抗 Le^b，抗 Xg^a や高頻度抗原（JMX，Knops, Cost, Chido/Rodgers など）に対する抗体は臨床的意義がないため抗原陰性血の適応とはならない[1].

　Q051 のような症例での対応は，血液型が判明する前で生命の危険があるような緊急を要する場合は，①O 型赤血球液と AB 型 FFP を使用する，②血液型判明後は，同型の A 型赤血球液を交差適合試験なしで必要最小限の輸血をする，状態が安定したら交差適合試験を行うが，不規則抗体がある場合は適合血を見つけるために多数の交差適合試験をしなければならない場合もある，③不規則抗体同定検査の結果で臨床的意義のある抗体であれば抗原陰性血を輸血するというのが一般的な対応と思われる．

　緊急で不規則抗体スクリーニングができない段階での輸血は，不規則抗体を無視してもやむをえない．救命を優先すべきである．抗体の存在が疑われたが同定が間に合わない場合は，不規則抗体を無視して輸血を行うか，または，わが国の不規則抗体の頻度を参考にして対応する．わが国で頻度が高く

臨床的に問題となる不規則抗体は，Rh 血液型に対する抗 D 抗体と抗 E 抗体であり，患者が RhD 陽性であれば問題とはならない．抗 E 抗体は抗 D 抗体に比べると臨床的に問題となることは少ない．不規則抗体が同定された場合には，適合血を得る努力はしなければならないが，生命の危険があるような場合は救命を優先する[1]．輸血後は，遅発性溶血反応の有無に十分注意をするなどの対応をすることが重要である．当然，患者や家族にもわかりやすい言葉で十分な説明をし，診療録にその記録を残すことが必要である．

　出血性ショックの患者に対する緊急輸血は，唯一無二の救命手段であると同時に，その宝刀はリスクを伴う諸刃の刃であることを忘れてはならない．

【文献】

1) 山本晃士．緊急輸血・大量輸血．In: 前田平生，他編．輸血学．第 4 版．東京: 中外医学社；2018. p.926-39.
2) 大坂顯通: 輸血関連検査．In: 大坂顯通，編．輸血学テキスト．東京: 中外医学社；2013. p.63-76.

〈塩野則次〉

Q 052

心臓血管外科手術中に AB 型 RhD 陰性の患者が大量出血を起こして緊急で大量の輸血が必要となった．どのような輸血対応を取るべきか

解説 通常 RhD 陰性患者には RhD 陰性の赤血球製剤を輸血するのが原則であるが，緊急時はこの限りではない（図6）．

　抗D抗体は獲得抗体であり，RhD 陰性患者はもともと抗D抗体を保有しているわけではない．RhD 陰性患者に対する初回の RhD 陽性の赤血球輸血，もしくは初回の Rh 不適合妊娠において，抗D抗体が産生されることがあるだけであり，その時点で溶血性副作用が起こるわけではない．

　したがってこの患者の場合，緊急時には AB 型 RhD 陽性の濃厚赤血球を輸血する．もし AB 型 RhD 陽性の赤血球製剤の院内在庫が十分でなければ，まず O 型 RhD 陽性の赤血球製剤を，それでも足りなければ A 型もしくは B 型 RhD 陽性の赤血球製剤による異型適合血輸血を行う．もちろん，院内に RhD 陰性の赤血球製剤があれば，ABO 型の如何を問わずそれを優先して輸血する．

　また，新鮮凍結血漿（FFP）や血小板輸血も必要な場合には，AB 型 RhD 陽性の製剤を輸血する．

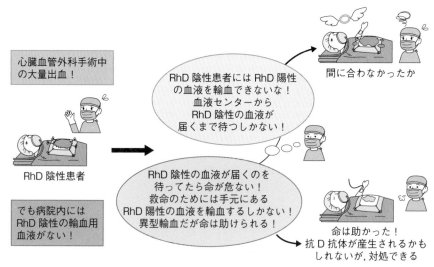

図6　緊急時，RhD 陰性患者の救命のためには RhD 陽性の赤血球製剤を選択する！

なお RhD 陽性の赤血球製剤を輸血した場合，術後に抗 D 免疫グロブリン製剤を投与して抗 D 抗体の産生を予防する対応をとることを考慮する．

〈山本晃士〉

053

常位胎盤早期剥離，胎児徐脈のため緊急帝王切開手術（NICE
分類カテゴリー1：超緊急手術）の申込みがあった．外出血は
少なく，超音波画像で胎盤肥厚が認められた．出血量が多く
ないにもかかわらず産科医は FFP を投与するよう指示した．
現時点で FFP の投与は必要ないのではないか

Answer　必要である．

設問解釈

- 疾患：持続する胎児徐脈を起こす重症な常位胎盤早期剥離である．外出血
  が少なく胎盤肥厚があるということは胎盤の基底脱落膜の部分で剥離して
  血液が貯留していることを示す．
- 患者（胎児）：胎児徐脈を伴った臨床的に明らかな常位胎盤早期剥離では
  分娩までの時間が20分以下と短いと児が後遺症なく生存する確率が上昇
  することが示唆されている[1]．
- 患者（母体）：常位胎盤早期剥離のリスク因子は妊娠高血圧症候群，絨毛
  膜羊膜炎などがあり，これらが関連すると産科 DIC が重症化しやすい．
  他のリスク因子としては腹部外傷，骨盤位を頭位にする外回転術，前期破
  水など機械的要因があるが，因子が明らかでなく突発的に腹痛で発症する
  こともある．

回答の根拠

　　常位胎盤早期剥離は，単胎で1,000分娩あたり5.9件，双胎で12.2件に発
生する．児の周産期死亡率は全体の周産期死亡率に比べ10倍以上高く，産
科危機的出血による母体死亡の原因の1つである[2]．胎盤内に多く含まれる
組織因子が剥離面より母体血に流入し，外因系凝固障害と類似した凝固機能
異常を呈する．特に内出血型では剥離面の圧が高く組織因子の流入が多くな
り，外出血型より凝固障害が強く表れる．そして微小血栓形成，消費性凝固
障害へと発展し短時間で典型的な産科 DIC となる．つまり本患者のように
外出血が少ない常位胎盤早期剥離の方が凝固の補正が必要となる．2010年
から2018年の産科危機的出血死亡症例81例では，初発症状から4時間以内
に7割が死亡しており[2]，早期治療開始がさらに重要であることがわかる．

JCOPY 498-01930

近年は血液粘弾性検査により産科出血の凝固能を判定した報告も見られるようになった．1,500 mL 以上出血した産科患者において ROTEM（rotational thromboelastometry）で凝固能を評価し FIBTEM A5（振幅が 2 mm に到達してから 5 分後の振幅）が 12 mm 以下の場合にフィブリノゲンを投与するという輸血アルゴリズムを用いた研究では，常位胎盤早期剥離の患者群が最も FIBTEM A5 が低値を示し，癒着胎盤，弛緩出血，子宮破裂，子宮内反症などに比較してより高度な凝固障害を示していることが示された[3]．

　以上より，常位胎盤早期剥離において早期の凝固因子補充は必須であり，高度な低フィブリノゲン血症ではクリオプレシピテート，乾燥人フィブリノゲン製剤などフィブリノゲン製剤の投与が必要となる．

【文献】
1) Kayani SI, Walkinshaw SA, Preston C. Pregnancy outcome in severe placental abruption. Bjog. 2003: 110; 679-83.
2) 妊産婦死亡症例検討評価委員会．母体安全への提言 2019．Vol.10. 日本産婦人科医会．2020 年 9 月発行．https://www.jaog.or.jp/wp/wp-content/uploads/2020/09/botai_2019.pdf．2020 年 12 月 4 日閲覧．
3) McNamara H, Kenyon C, Smith R, et al. Four years' experience of a ROTEM（(R)）-guided algorithm for treatment of coagulopathy in obstetric haemorrhage. Anaesthesia. 2019: 74; 984-91.

〈岡田尚子〉

Q *054*

腹腔内の手術後，ドレーンから淡血性液の漏出が続いており，軽度の血小板減少（10万/μL弱）とPT，APTT値の軽度延長（50%前後）を認めている．どのような輸血対応を取るべきか？

解説 腹腔内手術後のドレーン出血への対応は，その原因と程度によって判断する．原因の多くは，局所的（物理的）な血管・組織傷害によるものであり，10万/μL前後の血小板数，50%前後のPT，APTT値であれば，術後出血の原因とはならない．したがって新鮮凍結血漿（FFP）や血小板製剤の輸血を行う必要はない．いわんや，出血の遷延を心配して検査値を改善する目的でFFP，血小板製剤を輸血するのは控えるべきである．

　行うとすれば抗線溶薬トラネキサム酸1〜2gを持続点滴投与して止血栓の強化を図る治療であるが，念のためXIII因子を測定しておくのもよい（70%以下ならXIII因子濃縮製剤フィブロガミン®の投与を考慮）．トラネキサム酸の効果はXIII因子活性に依存するため，血中のXIII因子濃度が低下しているとトラネキサム酸の抗線溶作用が発揮されにくくなる．したがってXIII因子濃縮製剤の投与によるXIII因子の補充は，フィブリン重合および線溶阻害作用の強化につながり，止血が改善すると期待される（図7）[1]．

　しかし，もし術後もHb値が1日に2〜3g/dLほど低下するような出血症状が続く場合には，赤血球製剤2〜4単位の輸血を行うとともに，5万/μL未満の血小板減少や30%未満のPT，APTT延長もしくは150mg/dL未満

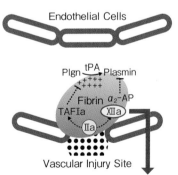

①トロンビンにより活性化されて，XIIIaとなり，単量体のフィブリンを多量体に変える（フィブリン重合）

②フィブリンの安定化：フィブリン溶解反応から血栓溶解を防ぐ（線溶阻害機能）

Endothelial Cells

Plgn　tPA　Plasmin

Fibrin　a_2-AP

TAFIa　XIIIa

IIa

Vascular Injury Site

XIIIa因子はフィブリン重合を促進するだけでなく，a_2-PIやTAFIaなど線溶阻害因子をフィブリン上でクロスリンクさせることにより血栓溶解阻害作用を発揮する

図7　XIII因子の2大機能：フィブリン重合と抗線溶作用

の低フィブリノゲン血症に対し，血小板 10 単位および FFP4〜8 単位の輸血を考慮する．

【文献】

1）Bolliger D, Görlinger K, Tanaka KA. Pathophysiology and treatment of coagulopathy in massive hemorrhage and hemodilution. Anesthesiology. 2010; 113: 1205-19.

〈山本晃士〉

Q 055

まれな血液型の患者で，膝の人工関節置換術を計画している．
自己血輸血は可能か

解説 　整形外科領域において，多数の施設で自己血輸血が行われており，自己
血輸血によって同種血輸血を回避する可能性を高めることができる．ま
た，輸血を準備することが困難な特殊な血液型で出血が予想される手術を計
画する場合，自己血輸血は良い適応である．

　人工膝関節置換術では，80 歳以上の高齢者であっても 400～800 mL の貯
血式自己血輸血で 80～90％の症例で同種血輸血を回避できたという報告もあ
る [1-4]．その一方で，整形外科領域でも自己血輸血件数が減少傾向にある．
輸血を必要としないであろうと考えられる出血量 400 mL 以下の手術件数が
増えてきていること，高齢の患者にとっては自己血採血のために通院しなけ
ればならないという負担が大きいこと，多種類の止血剤や止血用糊製剤が使
用可能であることなどがその要因と考えられている [4]．

　貯血式自己血輸血は，原則として輸血に関してインフォームド・コンセン
トが得られ，出血がある程度予想され（循環血液量の 15％以上の出血，成
人では 600 mL 以上の出血）輸血を行う可能性が高いような場合，あるいは
まれな血液型やすでに不規則抗体を有しており適合する血液の入手が困難な
場合に，手術前にあらかじめ自分の血液を貯血しておいて手術時に輸血する
方法である．自己血輸血を行うかどうかは，全身状態が比較的良好で，待機
的手術で計画的に自己血を貯血する期間に余裕がなければならない．

　手術前に採血された自己血は，通常は 4℃で液状保存が多く用いられてい
る．それに対して，大量に自己血が必要な場合や非常にまれな血液型で入手
が困難な場合には，赤血球を分離して凍結保存を行うことができるが，設備
や施設の状況によって異なるのであらかじめ輸血部門と相談しておく必要が
ある．自己血輸血にはその他に，手術直前に患者血液を採血し代用血漿で循
環血液動態を管理し，手術開始後採血した自己血液を返血する希釈式自己血
輸血という方法や，術野に出血した血液を回収して凝血塊を除去し生理食塩
液で洗浄し返血する回収式自己血輸血という方法もある．心臓血管外科や整
形外科手術ではしばしば使用される．しかし，手術部位の感染や悪性腫瘍の
症例では，敗血症や腫瘍の転移の可能性があるため禁忌である．

　自己血貯血の実施基準は『自己血輸血学会　ホームページ；http://www.

表 11　貯血式自己血輸血実施指針（2014）（自己輸血学会ホームページ）[5]

適応	輸血を必要とする予定手術
禁忌	菌血症の恐れのある細菌感染者，不安定狭心症患者，中等度以上の大動脈弁狭窄症患者，NYHA Ⅳ度の患者からは採血しない．
ウイルス感染者への対応	原則制限はないが，施設内の輸血療法委員会あるいは倫理委員会の判断に従う．
年齢制限	制限はない．高齢者は合併症に，また若年者は VVR に注意する
Hb 値	11.0 g/dL 以上を原則とする
血圧・体温	収縮期圧 180 mmHg 以上，拡張期圧 100 mmHg 以上の高血圧あるいは収縮期 80 mmHg 以下の低血圧の場合は慎重に採血する． 有熱者（平熱時より 1℃以上高熱あるいは 37.2℃以上）は採血を行わない（採血の可否の決定には CRP 値と白血球数も参考とする）．
目標貯血量	最大血液準備量（MSBOS）あるいは外科手術血液準備式（SBOE）に従う．
1 回採血量	上限は 400 mL とする．体重 50 kg 以下の患者は 400 mL×患者体重 /50 kg を参考とする．
採血間隔	採血間隔は原則として 1 週間以上とする．手術予定の 3 日以内の採血は行わない．

jsat.jp/jsat_web/jissai/cyoshiki.html』を参照（表 11）．

　宗教上の理由で同種血輸血を拒否する場合には，患者によっては体から分離された血液は自己血であっても輸血できない場合もあるので，症例ごとに患者と十分な話し合いをして自己血貯血がどの程度まで可能か検討しなければならない．そのうえで，患者の全身状態を評価し，自己血輸血のガイドラインに沿って適応を判断する．

　細菌感染の疑いや重篤な心疾患患者，出血素因のある患者，意識消失を繰り返す患者，胎盤血行不良の妊婦などは除外すべきである．貯血式自己血輸血では，採血時の血管迷走神経反応（VVR）や細菌汚染の可能性，検体の取り違えなど事務的なミスなどの可能性が存在するので，輸血の保存管理や採血後は日本赤十字センターの血液製剤同様の認証プロセスを行うことが重要であり，安全性を担保することが重要である．多数の自己血輸血を行っている施設では，患者誤認のリスクがあることも念頭に置く必要がある．自己血輸血は，本来，安全な輸血療法でなければならない．同種血輸血の危険性を上回るようなリスクを伴う自己血輸血は推奨されない．

　しかしながら，昨今の人口減少に伴い献血数が減少し輸血供給の不足が危

惧されるなかで，自己血輸血が効果的かつ安全に施行されているのは日本のみである．人工血液が日常の医療で利用できるようになるにはまだ時間を要するため，しばらくのあいだ輸血用血液製剤は献血に頼らざるを得ない．自己血輸血は，献血に頼らなくてもよい自己完結型の輸血の方法であり，輸血療法の貴重な手段である．

【文献】

1) 熊木昇二．80 歳以上の人工関節置換術患者に対する自己血輸血の現状．自己血輸血．2005; 18: 178-82.
2) 金井宏幸，山本精三，西川卓治，他．高齢者人工関節手術に対する自己血の検討．整形外科．2006; 57: 1447-9.
3) 筒井貴彦，福田昇司，金丸明博，他．人工関節置換術における貯血式自己血輸血の検討．中四整会誌．2013; 25: 267-71.
4) 山田尚友，山田麻里江，久保田寧，他．医療情報解析データから見た自己血輸血の現状と妥当性の評価．日本輸血・細胞治療学会誌．2014; 60: 515-20.
5) 日本自己血輸血・周術期輸血学会．自己血輸血実施指針（2014）．自己血輸血学会ホームページ；http://www.jsat.jp/jsat_web/jissai/cyoshiki.html

〈塩野則次〉

Q 056

自己血貯血において，400 mL の採血バッグに半分程度しか採血できなかった．使用しても良いか

解説 　自己血貯血用採血バッグには，抗凝固薬として CPDA 液が 56 mL（400 mL 採血）あるいは 28 mL（200 mL 採血）含まれている．自己血採血量が規定量よりも少ない場合には，自己血製剤中の抗凝固薬の濃度が相対的に濃くなるため（抗凝固薬対血漿の濃度比が異常になる），そのような製剤を輸血する場合にはクエン酸中毒の発症リスクが高くなる．したがって，規定量よりも少ない採血量の自己血製剤を使用する場合には，血漿成分は輸血しないこと，輸血速度や口唇のしびれなどの副反応症状の出現には十分に注意する必要がある．小児患者における自己血貯血に際して，採血量が規定量よりも少ないことがあらかじめ予想される場合には，ミニバッグ付きの自己血貯血用採血バッグを使用して抗凝固薬の量を調整しながら貯血が可能な製品がある．また，自己血貯血用採血バッグに白血球除去フィルターを組み合わせた製品があり，無菌的に保存前白血球除去を行うことが可能である．貯血式自己血輸血においても，まれではあるが発熱性非溶血性輸血副反応（FNHTR）が発生することがあり[1]，保存前白血球除去は自己血製剤においても FNHTR の防止に有用であると思われる．設問に対する解答は，自己血貯血用 400 mL 採血バッグに 200 mL 以上採血できれば，輸血責任医師の承諾を得た上で輸血を行うことが可能であるが，血漿成分は輸血しない．具体的には，輸血部門において，生理食塩液を使用して洗浄操作を行い洗浄赤血球製剤として調製する必要がある．

【文献】

1) Furuta Y, Nakamura Y, Tokida M, et al. Pre-operative autologous blood donation and transfusion-related adverse reactions: A 14-year experience at a university hospital. Transfus Apher Sci. 2018; 57: 651-5.

〈大坂顯通〉

2-2. 内科関連

Q *057*
がん患者の化学療法後に生じた貧血に対して，赤血球輸血の適応となる Hb 値はどれくらいか

解説 科学的根拠に基づいた赤血球製剤の使用ガイドライン（改訂第 2 版）[1] では，「固形がん化学療法などによる貧血において赤血球輸血トリガー値としては，Hb 値 7〜8 g/dL を推奨する（2D）．酸素化障害などの疾患を合併している場合，示されたトリガー値より高めに設定することが許容され，患者の自覚症状が強い場合，Hb 値 7 g/dL 以上でも輸血することが推奨される（2C）」と記載されている．

　白血病や悪性リンパ腫などの血液疾患を除いたがん患者に対する化学療法によって生じる貧血に対して，赤血球輸血のトリガー Hb 値を 7〜8 g/dL にすることにより，輸血量が減少し，患者予後に関しても，トリガー値を設定する以前（Hb 値が 10 g/dL 以上）と変化がなかったとの報告がある[2]．しかしながら，固形がん患者に対して化学療法によって生じた貧血で，赤血球輸血が適応となる症例は少なく，これらの患者に対する化学療法は，輸血が必要となる骨髄抑制を生じる程の強い化学療法を避ける傾向にある．事実，化学療法により，がん患者の約 30％のみが貧血を生じ，多くが軽度の貧血であるとの報告がある[3]．これらのことから，ガイドラインに示されているように，推奨度が弱く，エビデンスの強さもとても弱いとの見解である．

　一方，65 歳以上の高齢者や敗血症など合併症のあるがん患者に対する化学療法で生じる貧血では，Hb 値 9 g/dL と高いトリガー値で赤血球輸血することが予後を改善させるとの報告がある[4]．このことから，ガイドラインでは，高齢者や心臓および肺など障害により酸素吸入が低い患者に対して，トリガー値として Hb 値 7 g/dL 以上でも輸血することを推奨している．ただし，この推奨もエビデンスが弱いことから弱い推奨となっている．

　前述したように，Hb 値は赤血球輸血の適応を判断するうえで重要な基準ではあるが，患者の全身状態，合併症などによって個々の患者で輸血の判断

JCOPY 498-01930

表 12　患者所見から見た赤血球輸血の指標 (Madjdpour C, et al. Br J Anaesth. 2005; 95: 33-42[5]) から改変)

患者背景	Hb (g/dL)	循環動態	心機能
一般患者	7~8	頻脈 / 血圧低下*	虚血性心電図（ST 変化）
65 歳以上	8	頻脈 / 血圧低下	虚血性心電図（ST 変化）
冠動脈疾患	9	頻脈 / 血圧低下	虚血性心電図（ST 変化）
心疾患	8	頻脈 / 血圧低下	虚血性心電図（ST 変化）
発熱・代謝亢進	8	頻脈 / 血圧低下	虚血性心電図（ST 変化）

＊：脈拍数が 120〜130％ 上昇または 110〜130 beats/min 以上，収縮期血圧が 70〜80％ 低下または 60 mmHg 以下

基準が異なる．すなわち，末梢組織における酸素充足度を示す所見を赤血球輸血の開始ないし追加輸血の判断基準の 1 つにするべきである．実際には，末梢組織での酸素不足は心筋虚血または頻脈や低血圧を誘導する．心筋虚血の指標として，心電図上で 0.1 mV 以上の ST 低下または 0.2 mV 以上の ST 上昇を 1 分以上に認められる場合には考慮する（表 12）．通常，このような ST 変化は赤血球輸血で Hb 値を 1~2 g/dL 上昇させることで消失する．このことから赤血球輸血の指標となり得る．これらのことから，ガイドラインにも記載されているが，Hb 値はあくまでも目安であり，患者の状態などを考慮して，輸血の可否を判断するべきである．ただし，赤血球輸血の可否を判断する場合，適応外輸血や過剰輸血による副反応として，輸血後鉄過剰症など有害事象を生じるリスクがあることも考える必要がある．

【文献】 1) 米村雄士，松本雅則，稲田英一，他. 科学的根拠に基づいた赤血球製剤の使用ガイドライン（改訂第 2 版）. 日本輸血・細胞治療学会誌. 2018; 64: 688-99.

2) Prescott LS, Taylor JS, Lopez-Olivo MA, et al. How low should we go: A systematic review and meta-analysis of the impact of restrictive red blood cell transfusion strategies in oncology. Cancer Treat Rev. 2016; 46: 1-8.

3) Weber RS, Jabbour N, Martin II RC. Anemia and transfusion in patients undergoing surgery for cancer. Ann Surg Oncol. 2008; 15: 34-45.

4) Simon GI, Craswell A, Thom O, et al. Out-come of restrictive versus liberal transfusion strategies in older adults from nine randomized controlled trails: A systematic review and meta-analysis. Lancet Haematol. 2017; 3: e465-74.

5) Madjdpour C, Spahn DR. Allogeneic red blood cell transfusion: efficacy, risks, alternatives and indication. Br J Anaesth. 2005; 95: 33-42.

〈加藤栄史〉

Q *058*
がん患者の化学療法後に生じた血小板減少症に対して，血小板輸血の適応となる血小板数はどれくらいか

解説 　科学的根拠に基づいた血小板製剤の使用ガイドライン[1]では，「がん患者の化学療法における血小板輸血トリガー値は血小板数を1万/μLとする（2C）．ただし，患者の状態や医療環境に即し臨機応変に対応する．がん患者の化学療法における血小板輸血は予防的に行う（2C）」と記載されている．

　血小板輸血は，予防的輸血と治療的輸血の2つの輸血療法がある．予防的輸血は，血小板数減少による各種臓器での出血を防止する目的で，血小板輸血を行う．多くの血小板輸血は，予防的輸血であり，特に，がん患者の化学療法後の血小板減少ならびに血液疾患による血小板減少では，ほとんどが予防的である．一方，治療的輸血は，血小板数が低い状態で出血している場合，止血が困難であり，圧迫など止血処置を行うのとほぼ同時に，血小板輸血を行う，止血目的の輸血である．この輸血は，主に外科領域，特に手術中での血小板輸血が多い．また，内科領域において，治療的輸血は予防的輸血に比較して，赤血球輸血量，死亡率について差がないとの報告がある[2]．ただし，内科領域では，出血による各種臓器への影響が考えられ，最悪，何かの後遺症を残す可能性も考えられる．よって，化学療法後の血小板減少に対する血小板輸血は，原則，予防的輸血が最善であるが，ときとして，活動性出血を認める場合がある．比較的重篤な（WHO出血グレード2以上に相当，表13）活動性出血が認められる場合，血小板数が5万/μLがトリガー値と考える．

　血小板輸血の適応となる血小板数を考えた場合，トリガー値とターゲット

表13　WHO出血グレード

グレード	出血
0	出血なし
1	軽度の出血（点状出血，紫斑，尿潜血，便潜血など）
2	中等度の出血，ただし赤血球輸血を必要としない（鼻出血，肉眼的血尿，吐下血など）
3	中等度の出血，1日2単位以上の赤血球輸血が必要（巨大血腫，持続出血など）
4	重度の出血，生命を脅かす出血（出血性ショック，臓器出血，頭蓋内出血，心嚢内出血，肺出血など）

値の考え方がある．トリガー値は目標血小板数より下回った場合に輸血を開始し，ターゲット値は目標血小板数を下回らないように輸血を行う．国内外のガイドライン，臨床研究では，トリガー値での報告であり，適正輸血を考慮した場合，当然，トリガー値での輸血適応となる．しかしながら，わが国での血小板製剤の供給は，予約制であり，製剤発注日に製剤を入手することが保証されない状況である．すなわち，血液検査にて血小板数が目標血小板数を下回った場合，検査した当日に血小板輸血が可能である保証がないことになり，患者の出血リスクが高くなる．一方，目標血小板数をターゲット値とした場合，過剰な血小板輸血を行われることが懸念される．輸血を行う明確な値が不明となる．よって，実臨床では，患者毎の血小板数の推移から，血小板数がトリガー値より下がる日を予想して，予想日の血小板輸血を予約・発注する予想血小板輸血トリガー値を許容することになる．

　ここで示す適応は，予想血小板数であり，血小板輸血時に示す血小板数である．国内外のガイドラインでは，適応となるトリガー値は1万/μLである．根拠は，輸血トリガーとなる血小板数を1万/μLと2万/μLとを比較検討した結果，赤血球輸血量，死亡率は差がなく，ただし，血小板輸血量が1万/μLの方が約20％減らすことが可能であったとの報告がある[3]．しかしながら，発熱，鼻出血など合併症がある患者の場合，血小板輸血の適応となる血小板数が1万/μLより高めになる．このように，ここで示す血小板数は予防的輸血における目安であり，患者の全身状態，出血傾向など総合的に判断して，血小板輸血を行う必要がある．

【文献】

1) 高見昭良，松下　正，緒方正男，他．科学的根拠に基づいた血小板製剤の使用ガイドライン．日本輸血・細胞治療学会誌．2017; 63: 569-84.
2) Solomon J, Bofenkamp T, Fahey JL, et al. Platelet prophylaxis in acute non-lymphoblastic leukemia (letter). Lancet. 1978; 1: 267.
3) Rebulla P, Finazzi G, Marangoni F, et al. The threshold for prophylactic platelet transfusions in adults with acute myeloid leukemia. N Engl J Med. 1997; 337: 1870-5.

〈加藤栄史〉

Q 059
痔核の慢性的な出血により生じた貧血は，赤血球輸血の適応となるか

解説 　痔核など消化管からの少量長期的な出血による貧血は，鉄欠乏性またはビタミン B_{12} 欠乏性貧血である可能性が高い．このような貧血は生体内での代償機構が働き，短時間での貧血進行はない．また，鉄剤など欠乏成分を補充することにより，貧血の改善が望める．よって，通常，貧血が高度であっても，生命の維持に支障をきたすおそれがある場合以外は，原則として赤血球輸血の適応とはならない．

　感染症，自己免疫疾患，消化管疾患など慢性的な疾患により貧血をきたすことがある．このような病因による貧血は，出血や手術などと異なり，急激に貧血が進行することがまれである．一般的に徐々に貧血が進行し，生体内での代償機構が働き，意識消失，血圧低下などショック状態を起こすことがなく，貧血が持続し慢性的な貧血（慢性貧血）である．貧血初期では，多くが無症状であり，貧血が進行し，Hb 値が 8 g/dL 前後と相当度の貧血により倦怠感，動悸，頭痛など症状を呈することがある．このように，慢性貧血を生じている患者の多くは貧血であることを認識していない．また，これらの疾患すべてが貧血を起こすとは限らない．実際，Madu らの報告では，感染症の 18〜95％，自己免疫疾患の 8〜71％ などと非常に幅の広い予想罹患率が報告されている（表14）[1]．この要因は，各慢性疾患で病状，病期，症状などにより貧血を起こすことがあり，同じ疾患でも貧血の原因が異なることもある．具体的には，消化管悪性腫瘍において貧血を起こす要因として，悪性腫瘍が骨髄への転移による造血不全，消化管からの微量かつ慢性的な出血，鉄の吸収障害など多くの要因が考えられる．このように，患者の状態，

表14　慢性疾患で貧血を起こす病因 (Madu AJ, et al. Med Princ Pract. 2017; 26: 1-9)[1]

関連疾患	予想罹患率 (%)
感染症	18〜95
悪性腫瘍	30〜77
自己免疫疾患	8〜71
臓器移植後の慢性拒絶	8〜70
慢性腎疾患と炎症	25〜30

JCOPY 498-01930

表 15　慢性疾患による貧血と鉄欠乏性貧血との血清検査での相違

	慢性疾患による貧血	鉄欠乏性貧血	両状況による貧血
血清鉄	低下	低下	低下
血清トランスフェリン	低下〜正常	上昇	低下
フェリチン	正常〜上昇	低下	低下〜正常

　検査など注意深く観察し，貧血を把握することが第一歩である．次に，患者の病態，病状から貧血の原因を精査する必要がある．

　一方，一般診療でよく遭遇するのが，痔核からの慢性的な出血による慢性貧血である．この場合，造血機能の働きが盛んになり，代償的に赤血球を作り，体内の鉄分を消費することになる．ただし，食物からの鉄分の吸収は限度があり，さらに，慢性的な出血により鉄分が体外に流出する．この結果，鉄欠乏となり，貧血がさらに進行し，鉄欠乏性貧血となる．慢性貧血のなかに鉄欠乏性貧血が多く含まれている．慢性貧血には，慢性疾患による貧血で鉄欠乏性を除外した貧血，鉄欠乏性貧血，慢性疾患による鉄欠乏性貧血の3つの状況が考えられる．これらの状況による血清検査に関して，すべて血清鉄は低下するが，血清トランスフェリン値は状況によって異なり，鉄欠乏性の場合は上昇し，慢性疾患による貧血は逆に低下する（表15）．さらに，フェリチン値は鉄欠乏性以外では上昇し，鉄欠乏性の場合は低下する．したがって，血清検査により，慢性貧血の原因などを把握することが可能となる．

　慢性貧血に対する治療の基本は，酸素運搬能の改善，貧血の原因となる基礎疾患の診断と治療である．多くは鉄欠乏性貧血であることから，治療が赤血球輸血ではなく，鉄剤投与となる．ただし，前述したように，慢性貧血がすべて鉄欠乏性貧血とは限らないことから，まずは貧血の原因を検索し，鉄欠乏性か否かを明確にする必要がある．場合によっては，赤血球輸血またはエリスロポエチンなど刺激因子の投与が適応となることがある．さらに，鉄欠乏性貧血でも Hb 値が 6.5 g/dL 未満で心肺疾患の合併症があり，心臓への負荷が明らかな場合，鉄剤投与では貧血の改善に時間を要することから，赤血球輸血の適応となる．

【文献】

1) Madu AJ, Ughasoro MD. Anaemia of chronic disease: An in-depth review. Med Princ Pract. 2017; 26: 1-9.

〈加藤栄史〉

Q 播種性血管内凝固（DIC）を併発した白血病患者の血小板減少症は，血小板輸血の適応となるか

解説 播種性血管内凝固（disseminated intravascular coagulation: DIC）を併発した白血病患者は，出血傾向が強く現れる可能性が高く，血小板数が急速に5万/μL未満へと減少し，出血症状を認める場合は，血小板輸血の適応となる．ただし，DICを改善させるには，原因となる疾患や病態の改善を図るとともに抗凝固療法を適宜併用することが原則である．

DICは基礎疾患の存在下で凝固活性化をきたし，血管内に微小血栓を多発し，さらに，凝固活性化とともに線溶活性化が認められる重篤な病態である．DICを併発する主な基礎疾患として，白血病，固形がん，大動脈瘤，敗血症などがある．また，DICの病型は凝固優位型と線溶亢進型の2つに分けて考えられている．凝固優位型は，敗血症などに併発されることが多く，敗血症など感染症で産出される炎症性サイトカインが血管内皮細胞を介して著しい凝固活性化を引き起こすと考えられている．この場合，線溶阻止因子のplasminogen activator inhibitor（PAI）が著増することで線溶抑制がかかり，多発した微小血栓が微小血管につまり臓器障害をきたすと考えられる．一方，白血病に併発するDICは，他の原因によるDICと同様に，凝固活性化し，微小血栓を作る．さらに，組織型プラスミノゲン活性化因子（tissue plasminogen activator: tPA）およびアネキシンⅡの高発現により線溶活性化が亢進する[2]．このことにより，血小板数減少やフィブリノゲン値の減少が認められ，出血傾向が強くなる（表16）．

表16 DICにおける病型比較（朝倉英策. DICとTTPの鑑別診断. In: 宮川義隆, 他編. 血栓性微小血管症候群・治療実践マニュアル. 大阪: 医薬ジャーナル社; 2019. p.31-2)[1]

	凝固優位型	線溶亢進型
基礎疾患	敗血症など	白血病, 大動脈瘤など
臨床症状	臓器障害	出血
血小板数	↓↓↓	↓～↓↓↓
FDP	↑	↑↑↑
フィブリノゲン	↓～正常～↑	↓↓↓
PT	↑～↑↑↑	正常～↑
APTT	↑	↓～正常～↑
アンチトロンビン	↓↓	正常

白血病に併発する DIC の治療は，原因疾患の治療と DIC の治療の両方が重要であることは当然であるが，白血病がすぐに治癒することは困難であり，DIC 治療，特に出血に対する治療が第 1 優先となる．抗凝固療法として，ヘパリン類製剤やアンチトロンビン製剤の投与に関しては，白血病により血小板数が減少していることに加え，線溶亢進型であることからヘパリンによる出血を助長するリスクの方が大きいことから適応例が少ない．遺伝子組換えトロンボモジュリン（recombinant thrombomodulin: rTM）製剤の投与に関して，トロンボモジュリンはトロンビンと結合して凝固阻害因子（プロテイン C）を活性化することで，凝固活性化を抑制する．さらに，アネキシン II の発現を抑制し，線溶活性化を抑制することが報告されている[2]．これらのことから，白血病など造血器腫瘍に併発する DIC 治療に rTM が第 1 選択として使用される．次に，合成プロテアーゼインヒビターは，アンチトロンビン非依存性に抗トロンビン活性を発揮し，抗線溶活性が強力であり，出血の副作用もほとんどないことから，線溶亢進型の白血病併発 DIC が適応となる．

　DIC を併発する白血病の場合，DIC による血小板数減少もあり，DIC 以外の原疾患によって血小板数減少もあり，出血傾向が強くなる．特に，出血の原因が血小板数減少以上に過剰な線溶活性化に依存していることがあり，血小板数が 5 万 /dL 未満と高めの値で血小板輸血の適応となる．

【文献】

1) 朝倉英策. DIC と TTP の鑑別診断. In: 宮川義隆，他編. 血栓性微小血管症候群・治療実践マニュアル. 大阪: 医薬ジャーナル社; 2019. p.31-2.
2) Menell JS, Cesarman GM, Jacovina AT, et al. Annexin II and bleeding in acute promyelocytic leukemia. N Engl J Med. 1999; 340: 994-1004.

〈加藤栄史〉

Q 061
敗血症患者が3万/μL以下の高度な血小板減少とPT, APTT値の延長を呈していた. FFPおよび血小板輸血はどうすべきか?

解説 敗血症患者では, 起因菌からの菌体毒素や免疫担当細胞からのサイトカインおよび組織因子放出などによって微小血栓形成が亢進し, 凝固優位の播種性血管内凝固 (disseminated intravascular coagulation: DIC) が起こる. 凝固因子の消費によりPT, APTTはある程度延長することが多いが, どちらも (FFPの投与トリガー値とされる) 30%を下回るほどの高度な延長をきたすことはまれであり, 逆に急性期反応蛋白であるフィブリノゲンは著明に増加する (>300mg/dL). したがって, 凝固因子の欠乏による出血症状を呈することはほとんどない.

DICというと出血傾向を想起しがちだが, 重症感染症～敗血症に伴うDICは血栓傾向が強く, 出血傾向を認めることはきわめてまれである (表17). また重症感染症～敗血症患者では, 線溶阻害因子であるプラスミノゲンアクチベーターインヒビター-1 (PAI-1) の増加によって血栓溶解反応も抑制されており, 全身の微小血管内に形成されたフィブリン血栓は容易に溶解されず, 重要臓器の微小循環障害をきたして多臓器不全 (特に腎不全, 肝不全) が進行することになる.

一方, トロンビン生成の亢進によって血小板も活性化され, 血小板の凝集～血小板血栓形成が起こって血小板の消費が進み, 血小板数も高度に減少する. しかしいくら血小板数が減っても血栓形成傾向が優位であり, 傷口などがない限り, 出血症状を呈することはまれである. したがって, 観血的処置などを行う場合や150mg/dL以下の低フィブリノゲン血症を伴っている場合を除き, 原則として新鮮凍結血漿 (FFP) および血小板輸血は不要である

表17 出血するDICと出血しないDIC

●出血するDIC (線溶優位型)	●出血しないDIC (凝固優位型)
①白血病	①敗血症
②産科的疾患 (胎盤早期剥離, 羊水塞栓)	②固形がん (腺がん)
③大動脈瘤	③悪性リンパ腫
④血管腫	④電撃性紫斑病 (先天性血栓性素因)
⑤前立腺がん	
どちらも凝固系と線溶系の活性化がアンバランス!	

（「日本版敗血症診療ガイドライン 2016（VTE 対策，輸血療法）」より）．むしろ，ヘパリン系薬剤，アンチトロンビン製剤，トロンボモジュリン製剤などによる抗凝固療法を強力に行って血栓傾向にブレーキをかけることが先決であり，それによって血小板数や凝固検査値も改善してくるはずである．抗凝固療法なしでの血小板輸血は臓器障害の進行を促進するリスクが高く，病態を悪化させてしまう可能性がある．

〈山本晃士〉

Q 28 歳女性, 初産婦, 非妊娠時の体重 50 kg, 既往歴に特記すべきことなし. 妊娠 26 週に血小板数 4.4 万 / μL と低値を指摘され, 血液内科にコンサルトされた. 妊娠 28 週に血小板数 2.8 万 / μL とさらに低下したため副腎皮質ステロイド剤による治療を開始した. その後, 血小板数の増減を繰り返すため免疫グロブリン大量療法を施行したが反応が悪く, 妊娠 35 週 (58 kg) には血小板数 2 万 / μL となり, 血小板製剤 10 単位を輸血して 4.8 万 / μL まで増加した. この血小板数の増加は想定通りか

Answer 想定通りである.

設問解釈

- 患者: 生来健康であったが妊娠を契機に血小板低下を指摘された.
- 疾患: 妊娠時に発症した特発性血小板減少性紫斑症 (idiopathic thrombocytopenic purpura: ITP) と考えられる.
- 治療: 妊娠経過中に抗血小板自己抗体が産生され, 血小板減少が進行している. ITP の第 1 選択薬である副腎皮質ステロイドの治療には反応乏しく, 分娩時の出血に備えて γ-グロブリン大量療法が施行されたが効果不十分であった. 妊娠 35 週で血小板数 2 万 / μL では分娩時出血, 産道血腫などの出血リスクが増えるために, 血小板数を増加させておく必要がある.

回答の根拠

　ITP は日本で最も問題となる, 妊娠に合併する血液疾患である. 成人 ITP 治療の参照ガイドが 2019 年に発行されている[1] が, 妊産婦に使用できる薬剤は限られているため, 2014 年の『妊娠合併特発性血小板減少性紫斑病診療の参照ガイド』[2] を参照するのが適切であろう. 全分娩の数%の頻度で発生し, 妊娠初期から中期の出血症状がない妊婦においては, 血小板数を 3 万 / μL 以上に保つことを目標とする[2].

　非妊時に 50 kg だった女性が妊娠 35 週になると, 循環血液量は約 1.5 倍 (＝70×50×1.5＝5,200 mL) になる. 血小板製剤 10 単位には約 2~3×10^{11} 個の血小板が含まれている. 1/3 は脾臓に捕捉されるので予測血小板増加数は

$$\text{予測血小板増加数} = \frac{\text{輸血血小板総数}}{\text{循環血液量（mL）}\times 1000} \times \frac{2}{3} = \frac{2\sim 3\times 10^{11}}{70\ \text{mL}\times 50\ \text{kg}\times 1.5\times 1,000} \times \frac{2}{3} = 2.5\sim 3.8\ \text{万}/\mu\text{L}$$

となる[3].

　血小板輸血不応状態を判定するためには血小板回収率を計算する．血小板数は 2.8 万 / μL 増加しているので，

$$\text{血小板回収率} = \frac{\text{血小板増加数（}\mu\text{L）}\times\text{循環血液量（mL）}\times 1,000}{\text{輸血血小板総数}} \times 100 = 48.5\sim 72.8\%$$

　血小板輸血の 1 時間後および 24 時間後の回収率がそれぞれ 30%，20% 以下であると血小板輸血不応状態であるが，本患者では回収率が良いために血小板輸血不応状態ではない．

　近年のスウェーデンからの報告では，ITP 妊婦 75 名のうち 39% に治療が必要であり 13 名は免疫グロブリン，6 名がコルチゾール，9 名は両者を投与した．1 名が血小板輸血を行った．分娩時には 45% がターゲット値の 10 万 / μL を超え，7% では 5 万 / μL 以下だった．分娩様式，出血量は非治療群と差はなかった．出生児の 23% は血小板 5 万 / μL 以下で，最低値は生後 2 〜 4 日目に観察された．9% の出生児が治療を要した．妊娠中血小板数 2 万 / μL 以下，あるいは新生児血小板減少の既往のある母親は，出生児血小板減少のリスクがそれぞれ 5 倍，8 倍高かった．妊娠中の最低血小板数のコントロールが重要であると示唆される[4].

【文献】

1) 柏木浩和, 桑名正隆, 羽藤高明, 他. 成人特発性血小板減少性紫斑病治療の参照ガイド　2019 改訂版. 臨床血液. 2019: 60; 877-96.
2) 宮川義隆, 柏木浩和, 髙蓋寿朗, 他. 妊娠合併特発性血小板減少性紫斑病診療の参照ガイド. 臨床血液. 2014: 55; 934-47.
3) 渡邊直英, 半田　誠. 血小板輸血の適応と実際. In: 山本晃士, 他編. 図解 臨床輸血ガイド. 東京: 文光堂; 2011. p.44-57.
4) Wegnelius G, Bremme K, Lindqvist PG. Efficacy of treatment immune thrombocytopenic purpura in pregnancy with corticosteroids and intravenous immunoglobulin: a prospective follow-up of suggested practice. Blood Coagul Fibrinolysis. 2018: 29; 141-7.

〈岡田尚子〉

2-3. 輸血副作用・合併症関連

Q *063*
赤血球輸血中に 38℃以上の発熱が発症した. 輸血は中止するべきか

解説 　一般的には，赤血球輸血中に 38℃以上の発熱を発症した場合，発熱以外の症状・所見を観察しつつ，解熱薬などの投与にて輸血を継続する. ただし，発熱を発症後，全身状態が重篤化する傾向が認められた場合には，ただちに輸血を中止する.

　発熱の定義として，輸血開始後，38℃以上の発熱または輸血前から 1℃以上の体温上昇（輸血前から有熱状態の場合）である. 原因として，輸血関連性は，急性・遅発性溶血反応，輸血による細菌感染症（敗血症），アナフィラキシー反応，輸血関連急性肺障害（transfusion-related acute lung injury: TRALI），発熱性非溶血性輸血副反応（febrile non-hemolytic transfusion reaction: FNHTR）であり，輸血と関連なく輸血中に生じた発熱原因として，輸血以外の原因の感染症，術後発熱などが考えられる（表 18）. 多岐にわたる原因が考えられるが，ほとんどが FNHTR である. ただし，溶血性輸血反応や敗血症など重症例である可能性が否定できないことから，鑑別診断が

表 18　輸血中，輸血後に発熱を生じる原因

transfusion-related	non-transfusion-related
AHTR	infection/sepsis
DHTR	post-operative fever
sepsis	
sever allergic reaction	
TRALI	
FNHTR	

AHTR: acute haemolytic transfusion reaction, DHTR: delayed haemolytic transfusion reaction, TRALI: transfusion-related acute lung injury, FNHTR: febrile non-hemolytic transfusion reaction

重要である.

　FNHTR は,「発熱を輸血中または輸血後数時間経過して認めるが,他の発熱の原因が認められない」と定義されている.すなわち,溶血性輸血反応,細菌感染症,アレルギー反応などの原因ではなく,輸血による発熱であることを示し,多くは軽症である.この発熱の原因は,患者の体内で産生された抗白血球抗体,抗血小板抗体などの抗体による抗原抗体反応,血液製剤の保存中に血液製剤バッグ内で産生され,蓄積された interleukin-1β (IL-1β),IL-6 などの発熱性サイトカインが原因と考えられている[1].現在,すべての血液製剤は,保存前白血球除去を行い,血液製剤中の白血球数を非常に少なくしている.その結果,患者生体内での抗体との反応も少なくなり,血液製剤保存中に蓄積される発熱サイトカイン量も少なくなり,結果,FNHTR の発症頻度は減少した.FNHTR は一過性かつ軽症であり,アセトアミノフェンなど解熱薬でコントロールが可能である.したがって,輸血を中止する必要はない.

　一方,FNHTR 以外の原因が考えられる場合,発熱の原因を明らかにし,原因よっては,輸血を中止する必要がある.急性溶血反応は,ABO 血液型不適合輸血によって発症することが多く,発熱とともに,消化器症状,血圧低下,ヘモグロビン尿などが生じる.急性溶血反応が疑われた場合,ただちに輸血を中止するのと同時に,血液検査(Coombs 試験,生化学検査,末梢血検査,凝固検査など)などを実施し,診断を確定する.さらに,原因を検索しながら電解質輸液を開始する.また,赤血球輸血ではまれではあるが,血液製剤が細菌に汚染され,血液製剤の保存期間中に細菌がバッグ内で増殖し,その汚染された血液製剤を輸血することで輸血された患者は細菌感染症を発症することがある.室温保存される血小板製剤の輸血での事例が多いが,赤血球輸血でも,低温で増殖可能であるエルシニア属の細菌感染が報告されている[2].輸血後細菌感染症は,輸血中ないし輸血後 4 時間以内に発熱が認められ,頻脈,血圧の変動などが認められる.輸血後細菌感染症の疑いがある場合は,ただちに輸血を中止,患者および輸血残余血液に関して,血液培養検査,エンドトキシン検査などを実施すると同時に,敗血症に準じた治療を開始する.このように,発熱に関しては重症度,輸血関連性の判断とともに輸血副反応の鑑別診断が重要となり,輸血続行または中止の判断基準となる.

【文献】

1) Muylle L, Joos M, Wouters E, et al. Increased tumor necrosis factor α (TNFα), interleukin 1, and interleukin 6 (IL-6) levels in the plasma of stored platelet concentrates: relationship between TNFα and IL-6 levels and febrile transfusion reaction. Transfusion. 1993, 33: 195-9.
2) Leclercq A, Martin L, Vergnes ML, et al. Fetal *Yersinia enterocolitica* biotype 4 serovar O: 3 sepsis after red blood cell transfusion. Transfusion. 2005; 45: 814-8.

〈加藤栄史〉

JCOPY 498-01930

Q 064
血小板製剤を輸血中に 38℃以上の発熱が発症した. 輸血は中止するべきか

解説 　輸血患者における他の症状・所見を観察しつつ, 解熱薬などの投与にて輸血を継続する. ただし, 輸血副反応によって全身状態が重症化する可能性がある場合, ただちに輸血を中止する.

　輸血中・後に 38℃以上の発熱, または有熱患者で輸血前から 1℃以上の体温上昇が認められ, 輸血以外の原因が認められない場合, 輸血による発熱副反応である. 多くは一過性かつ軽症の副反応であるが, まれに重篤な輸血副反応である場合がある. 特に, 血小板輸血中の発熱反応は血液製剤の細菌汚染による菌血症, さらに敗血症の可能性を否定できない. この疑いがある場合, ただちに輸血を中止して, 患者の血液培養検査と同時に, 残りの血液製剤についても細菌培養検査を実施する. 発熱に対する治療は解熱薬とともに, 細菌感染症の疑いがあることから, 抗菌薬の予防的投与も行うことが望ましい.

　Q63 で記述したように, 血液製剤の種類を問わず, 輸血中の発熱の多くは, 発熱性非溶血性輸血副反応 (febrile non-hemolytic transfusion reaction: FNHTR) である. ただし, 年間数例は血液製剤の細菌汚染による輸血後細菌感染症を生じ, 特に, 血小板輸血が多い. したがって, 血小板製剤を輸血中に発熱を認めた場合, BaCon study の診断基準 (表19)[1] を参考に細菌感染症の有無を判断する. 輸血後細菌感染症が疑われる場合, ただちに輸血を中止し, 患者から採血し, 血液培養検査ならびにエンドトキシン測定などを実施する. さらに, 原因血液製剤を二次的な汚染を避けて回収し, 製剤の一部を使用して, 血液培養検査やエンドトキシン測定を行う. 一方, 血小板製

表19　細菌感染症の診断基準 (BaCon Study) (Kuehnert MJ, et al. Transfusion. 2001; 41: 1493-9)[1]

1) 次の症状のうち, どれか 1 つ以上が輸血後 4 時間以内に起こった場合
・発熱 (39℃以上, 2℃以上の上昇)
・悪寒
・頻脈
・収縮期血圧の変化 (30 mmHg 以上の増加または減少)
2) 患者血液と原因製剤の確保 (同一の菌が検出された場合が確定診断)

剤を輸血する患者は，血液疾患や化学療法による骨髄抑制など白血球数が減少し，易感染性の状態であり，BaCon study の診断基準に適合しても，輸血が原因でない細菌感染症の可能性も高い．よって，発熱など細菌感染症が疑われたとしても，必ず輸血を中止する必要性はない．すなわち，輸血前から発熱，患者状態から輸血の関連性が非常に低いと判断された場合，患者状態を注意深く観察しながら輸血を続行しても良い．ただし，患者状態が輸血中に悪化傾向が認められた場合は，輸血の中止などの処置を行う必要がある．最終的には，患者と原因血液製剤から同一の菌が検出された場合は輸血後菌感染症と確定診断される．また，細菌の検出には時間を要するため，患者には，細菌感染症を想定した抗生物質，解熱薬の投与を開始する．

　その他，輸血中に発熱を生じる原因として，アナフィラキシー反応や輸血関連急性肺障害（transfusion-related acute lung injury: TRALI）なども考えられる．このように，発熱以外の症状・所見などを総合的に考えて，対応に当たる必要がある．

【文献】

1) Kuehnert MJ, Roth VR, Haley NR, et al. Transfusion-transmitted bacteria infection in the United States, 1998 through 2000. Transfusion. 2001; 41: 1493-9.

〈加藤栄史〉

JCOPY 498-01930

Q 輸血開始後じんま疹が出現した．どのように対処すれば良いか

解説 ただちに輸血を中止して生理食塩液の輸液に切り替え，アナフィラキシー反応の可能性がないか，血圧と呼吸状態を確認する．血圧低下ないし呼吸困難を認めアナフィラキシー反応と判断した場合には，速やかに0.1％アドレナリン0.3 mg（小児では体重 kg 当たり 0.01 mg）を筋肉注射するとともに酸素投与を行う[1]．じんま疹のみであれば抗ヒスタミン薬 d-クロルフェニラミンマレイン酸塩（ポララミン®）5 mg を静注する．軽度のじんま疹のみで抗ヒスタミン薬投与により改善した場合には輸血を再開しても良いが，その場合には適宜患者観察を行う．じんま疹がさらに拡大するようであれば，ステロイド剤の投与も検討する[2]．最終的に輸血を中断した場合には，原因検索のために輸血部門を通じて赤十字血液センターに副作用報告を行う必要がある．

【文献】

1) 海老津元宏，他. アナフィラキシーガイドライン．東京：日本アレルギー学会；2014. p.1, 13-5.
2) 岡崎　仁，池田敏之，大石晃嗣，他. 科学的根拠に基づいた輸血有害事象対応ガイドライン．日本輸血細胞治療学会誌. 2019; 65: 1-9.

〈熊川みどり〉

Q 066

FFP-480 1 パックを輸血後しばらくして，患者が呼吸苦を訴え始めた．何を考え，どのような治療を行うべきか

解説 輸血後に呼吸困難を生じる副作用としては，輸血関連急性肺障害（TRALI）と輸血随伴循環過負荷（TACO）を考えなければならない（表20）．前者は抗白血球抗体による肺血管内皮細胞障害→血管透過性亢進→肺水腫，後者は容量負荷の増大による心不全が本態と考えられる．

前者では，酸素マスクでの陽圧換気やレスピレーターによる呼気終末陽圧呼吸（PEEP）を行うことによって肺胞への酸素移入を図り，低酸素血症を改善させる治療が必要である．この場合，抗白血球抗体による反応は24時間前後で収束していくことが多く，その後は経鼻の酸素吸入などで対応可能となる．なお，TRALIは男性ドナーの全血献血由来のFFP-240では発症しにくいと考えられているが，わが国でのエビデンスはない．TACOでは中心静脈圧の上昇や頸静脈の怒張など，容量負荷による心不全の兆候を認めることが多い．その場合には，利尿薬投与や酸素吸入による治療が主体となる．

表20　TRALI（トラリ）と TACO（タコ）

輸血関連急性肺障害 (transfusion-related acute lung injury)	輸血随伴循環過負荷 (transfusion-associated circulatory overload)
・低酸素血症を伴う激しい呼吸困難（輸血後2～数時間以内） ・原因：輸血製剤中（あるいは患者血中）に存在する抗白血球抗体が肺の毛細血管を傷つけ，血管透過性の亢進による肺水腫が起こる（肺に水が滲みだす！） ・治療：酸素マスクやレスピレーターの陽圧換気による呼吸管理 注：心不全による肺水腫と誤診し，利尿薬や強心薬による治療を行うだけだと呼吸不全が増悪する （死亡率：発症例の6～10%）	・急性または増悪する呼吸障害（呼吸促迫，息切れ，チアノーゼ，酸素飽和度低下など） ・輸血の容量負荷による心不全症状 ・輸液や輸血の過剰な量負荷/過剰な速度負荷 ・3歳以下の小児/70歳以上の高齢者は発症リスクが高い ・トラリとの鑑別が難しい ・多くは酸素投与と利尿薬で改善する

〈山本晃士〉

Q 067
輸血中に患者から血尿がみられた. 輸血との関係はあるか

解説 それは果たして血尿なのか. 血尿は通常鮮やかな紅色とされている. コーラ色といっていいくらいの暗赤色の場合にはヘモグロビン尿と考えられる. 輸血中にヘモグロビン尿が認められる場合には, 血管内溶血が起こったと判断され, ABO血液型不適合輸血であることが疑われる. その場合にはまず輸血を中止して生理食塩液の輸液に切り替えて, 患者と血液製剤の血液型を確認する必要がある (Q069参照).

〈熊川みどり〉

Q 068
輸血しすぎて問題になることはあるか

解説 輸血しすぎると，輸血に伴う副作用には感染症，アレルギー反応，溶血性輸血反応など輸血に伴う副作用の発生率が高まる．また，不規則抗体産生の頻度が高まる．頻回輸血や過剰な輸血によって起こる代表的な副作用は輸血後鉄過剰症や輸血随伴循環過負荷（transfusion-associated circulatory overload: TACO）がある．

　赤血球製剤には，1単位当たり約100 mgの鉄が含まれている．それに対して，出血や溶血がなければ，消化管粘膜上皮や皮膚の脱落による1日に約1 mgの鉄が排泄される．消化管からの鉄の吸収は1日当たり約1 mgで，いい具合にバランスが取れている．赤血球製剤の頻回投与は，ヘモグロビンとして鉄が直接血管内に入るため輸血後鉄過剰症を引き起こす．輸血された赤血球は寿命が尽きると網内系マクロファージに取り込まれ分解処理される．鉄はトランスフェリンと結合し血液中に戻り赤芽球に取り込まれヘム合成に再利用される．生体は積極的に鉄を排泄するシステムがなく，体内での鉄の循環は半閉鎖的に繰り返される．輸血された鉄分は，再利用されなければ体内に蓄積する一方である．トランスフェリンと結合できない余分な鉄はフェリチンと結合して肝臓，心臓，膵臓，性腺，脾臓に蓄積し，臓器障害をもたらす．体内に蓄積した鉄は，フリーラジカルを産生させ細胞レベルで酵素障害や細胞膜の障害を起こし，臓器障害から肝硬変，心不全，糖尿病を引き起こす．血清フェリチン値が1,000 ng/mLを超えると鉄キレート療法の適応となる．鉄キレート剤には，注射用デフェロキサミン（deferoxamine: DFO，デスフェラール®）と経口デフェラシロクス（desferasirox: DFX，エクジェイド®）の2種類が使用できる．注射用デフェロキサミンは半減期が短く連日長期間の注射が必要なため外来では使いにくい．経口剤デフェラシロクスは半減期が長く経口投与ができるので外来患者で使用しやすい．平成20年度発行の「輸血後鉄過剰症の診療ガイド」（表21）を参照[1]．

　輸血後鉄過剰症の診療ガイドでは再生不良性貧血や骨髄異形成症候群などの頻回に赤血球輸血を行う骨髄不全症候群の患者について調査をした．そのデータをもとに鉄キレート療法の開始基準は，血清フェリチン値1,000 ng/mL，総赤血球輸血単位数40単位以上とした．また，鉄キレート剤中止の基準は血清フェリチン値が500 ng/mL以下となった場合とした．鉄キレート

表 21　輸血後鉄過剰症の診療ガイド（骨子）（小澤敬也，他編．輸血後鉄過剰症の診療ガイド．2008）[1]

対象患者	種々の原因による骨髄不全により輸血依存となり，かつ1年以上の予後が期待できる患者
輸血後鉄過剰症診断基準	総赤血球輸血量 20 単位（小児の場合，ヒト赤血球濃厚液 50 mL/体重 kg）以上，および血清フェリチン値 500 ng/mL 以上
鉄キレート療法開始基準	輸血後鉄過剰症において，下記 1 と 2 を考慮して鉄キレート療法を開始する 1. 総赤血球輸血量 40 単位（小児の場合，ヒト赤血球濃厚液 100 mL/体重）以上 2. 連続する 2 回の測定で（2 カ月以上にわたって）血清フェリチン値>1,000 ng/mL
鉄キレート療法開始基準の解説	下記の場合には，鉄キレート療法開始にあたり，総輸血量および血清フェリチン値の両方を考慮し，総合的に判断する． ・慢性的な出血や溶血を伴う場合 ・現在輸血を受けていない場合（造血幹細胞移植，薬物療法などが奏効した例） ・輸血とは無関係に血清フェリチン値が慢性的に高値を示す合併症がある場合（例えば，Still 病，血球貪食症候群，悪性腫瘍など）なお，鉄キレート療法は，余命 1 年以上が期待できない患者に対しては推奨されない
維持基準	鉄キレート剤により，血清フェリチン値を 500～1,000 ng/mL に維持する．

剤は，肝臓・腎臓・聴力，視力に障害をきたすことがある．定期的な腎機能検査，肝逸脱酵素，ビリルビンなどのチェックや視力検査・聴力検査をすることが望ましい．経口デフェラシロクスは肝障害・腎障害の頻度が高いので，投与開始から 4 週ごとに肝機能・腎機能のチェックが必要である．

　TACO の病態は，輸血に伴って起こる循環負荷による急性心不全である．急速大量の輸血負荷で血管内静水圧が上昇し，肺血管の内皮細胞の障害を伴わずに細胞間質に水分が漏出しガス交換を低下させる状態になると呼吸困難が出現する（表 22）[2]．

　適正な輸血速度であっても潜在的心不全の患者（心収縮率 ejection fraction: EF の保たれた心不全患者）や小児，高齢者では発症しやすい．また，輸血をする前の水分バランスにも注意が必要で，輸血前 24 時間以内の水分バランスが 2 L 以上プラスの場合は危険因子である．慢性心不全

表 22　新基準の評価項目と分類（TRALI・TACO 共通）[3]（日本赤十字社）

【評価項目】
①急激に発症
②低酸素血症
③画像上あきらかな両肺野の浸潤影
④左房圧上昇の証拠がない，
　　または左房圧上昇を認めるが低酸素血症の原因ではない
　④-1　基礎疾患では説明できない心血管系の変化
　④-2　体液過剰
　④-3　BNP（または NT-proBNP）の基準範囲を超え，かつ輸血前の 1.5 倍以上
⑤輸血中もしくは輸血後 6 時間以内に発症
⑥時間的に関係のある ARDS の危険因子*なし
⑦輸血前 12 時間以内の呼吸状態の安定
　　（④に該当しない場合は，④-1〜④-3 の少なくとも 1 つに該当すること）
*ARDS の危険因子：肺炎，胃内容物の誤嚥，吸気障害，肺挫傷，肺血管炎，溺水，肺以外
　の敗血症，外傷，膵炎，重症熱傷，非心原性ショック，薬物過剰投与

【分類】
輸血関連急性肺障害（TRALI）	TRALI　type Ⅰ（現行の TRALI と同等） TRALI　type Ⅱ（現行の p-TRALI が含まれる）
TRALI/TACO	TRALI と TACO の両方関与または区別ができない
輸血随伴循環過負荷（TACO）	現行の TACO および除外項目に該当するため TACO と評価されなかった心原性肺水腫などを含める
急性呼吸促拍症候群（ARDS） 輸血関連呼吸困難（TAD） その他	

（BNP＞200 pg/mL）や急性心筋梗塞発症後，胸部 X 線における心拡大や胸水貯留，心臓超音波検査で下大静脈の拡大，腎機能の高度低下などの症例では，輸血の対応について慎重に検討すべきである．TACO は輸血後 6 時間以内に呼吸困難を主訴として発症することがあり，輸血関連急性肺障害（transfusion related acute lung injury: TRALI）との鑑別が必要である．TACO による呼吸困難は，うっ血性の急性心不全の症状であり，急性呼吸困難，頻脈，血圧上昇，胸部 X 線像は心原性肺水腫，水分バランス超過のうち 4 項目を満たした場合に TACO と診断する．大量の輸血だけでなく適切な量の輸血であっても，急速な輸血によっても発生することがある．心不全のマーカーである BNP（brain natriuretic peptide，＞200 pg/mL）あるいは NT-proBNP（＞900 pg/mL）は診断に非常に参考となるが，必須の条件ではない．輸血は必要最小限を適正速度で使用することが原則である[2]．
2021 年（令和 3 年）3 月，日本赤十字社における TRALI および TACO の

評価基準が変更になった（表22）．これは，TRALI や TACO の国際的な評価基準が変更されたことを受けて検討の結果，新基準での評価を行うことになった．詳細は，日本赤十字社ホームページを参照していただきたい．(https://www.jrc.or.jp/mr/news/pdf/inf_202103.pdf)

　TACO と鑑別すべき呼吸困難をきたす病態として TRALI がある．TACO と同様に輸血後（輸血中または輸血後6時間以内）に発症する呼吸困難で，低酸素血症，両肺野の浸潤を伴う胸部 X 線像を呈する．ただし，循環過負荷その他の原因が否定される必要がある．血液製剤中の抗白血球抗体（抗 HLA 抗体，抗好中球抗体）と白血球抗原の反応で補体が活性化され，好中球の凝集と血管透過性の亢進が起こるとされる．経産婦由来の凍結血漿による発症が指摘されており，わが国でも男性ドナー由来の血漿製剤を優先することでリスクを削減する対策を推進している [4,5]．

【文献】

1) 小澤敬也, 他編. 厚生労働科学研究費補助金難治性疾患克服事業: 特発性造血障害に関する調査研究（平成20年度）. 輸血後鉄過剰症の診療ガイド. 2008. (http://www.jichi.ac.jp/zoketsushogaihan/tetsufinal.pdf)
2) 田崎哲典, 他. 輸血療法における重篤な副作用である TRALI・TACO に対する早期診断・治療のためのガイドライン策定に関する研究. 平成24年度厚生労働科学研究費補助金（医薬品・医療機器等レギュラトリーサイエンス総合研究事業）. 厚生労働科学研究成果データベース.
3) https://www.jrc.or.jp/mr/news/pdf/info_202103.pdf
4) 藤井康彦. 輸血の有害事象, 対応はどうなっていますか. 臨床検査. 2015; 59: 275-9.
5) 岡崎　仁. 輸血関連急性肺障害, 輸血関連循環過負荷. In: 日本輸血・細胞治療学会 輸血副作用対応改訂版作成タスクホース委員会, 編. 輸血副反応ガイド. 東京: 杏林舎; 2014. p.46-53.

〈塩野則次〉

2-4. その他

Q *069*
過誤輸血はどのような場合に疑われるか．またそのような場合
にはどう対処すれば良いか

解説 　意識がある患者では輸血経路となる腕の熱感や，胸痛，腰痛が出現する
場合に疑う．過誤輸血となった場合はドナー赤血球の血管内溶血により
血管作動物質が産生され，血管収縮に関与するためとされている．なお手術
中の輸血時に尿道カテーテルの尿色調が暗赤色となる場合にはヘモグロビン
尿と考えられ，過誤輸血が疑われる．

　その時点でただちに輸血を中止して生理食塩液に切り替え，患者の全身状
態を評価するためバイタルサインを確認する．次いで患者氏名と輸血製剤の
照合を行い，輸血された製剤が本当に当該患者用であったのかを確認する．
過誤輸血が確定した，もしくは可能性が高い場合には患者尿量が把握できる
ように尿道カテーテルを留置し，乏尿（時間尿が 50 mL 以下）の場合には
利尿薬を投与する．また血圧低下時にはドパミンを投与する．一方で採血を
実施して患者検体とバッグ内残余血液の血液型を再検査し，また輸血前後の
患者検体との交差適合試験を実施する．それとともにヘモグロビン値，LDH
値，ビリルビン値，血清カリウム値などから溶血の程度を確認し，凝固検査
結果から併発する可能性がある播種性血管内凝固（disseminated intravas-
cular coagulation: DIC）を評価する[1]．高カリウム血症が起こっていればグ
ルコース・インスリン療法を実施する．腎不全に進行する場合には，血液透
析が必要となることがある．なお急性肺障害をきたす場合もあり，その際に
は呼吸管理も必要となるため，集中治療室（ICU）などで患者対応をする[2]．

【文献】
1) 前田平生，大戸　斉，岡崎　仁，編著. 輸血学. 改訂第 4 版. 東京: 中外医学
社; 2018. p.623-4.
2) 藤井康彦，下平滋隆，松崎浩史，他. 輸血副反応ガイド. Version 1.0. 東京:
日本輸血・細胞治療学会; 2014. p.35-6.
〈熊川みどり〉

Q 25 歳男性，多発交通外傷にて搬送された．持続する腹痛を訴える．血液型，血算，血液生化学検査，血液ガス検査が行われた．血液型オモテ検査とウラ検査の結果不一致が報告された．腹腔内出血のため緊急手術となった．血液型検査でオモテ検査とウラ検査の結果不一致の場合どう対応するのか？

解説 ABO 血液型は Landsteiner が 1900 年に発見した．赤血球の膜表面には基本抗原として A 抗原，B 抗原，H 抗原があり，血清中には，抗 A 抗体，抗 B 抗体が存在する[1]．H 抗原は A 抗原，B 抗原の共通前駆体で A 型，B 型，O 型，AB 型すべてにおいて存在する．したがって H 抗原に対する抗体は通常は作られない〔後述するボンベイ表現型（Oh）では H 抗原が発現しないため，抗 H 抗体が血清中にある[1]〕．ABO 血液型の赤血球上の A 抗原，B 抗原を検出するオモテ検査と血清中の抗 A 抗体，抗 B 抗体を検出するウラ検査を行って，両方の結果が一致した時に血液型判定をする．また，ABO 血液型検査は，「同一患者からの異なる時点での 2 検体で二重チェックを行う必要がある」と指針には明記されている．オモテ検査とウラ検査の検査結果が一致しない場合は判定保留として不一致の原因を解明する必要がある．

　ABO 血液型のオモテ検査とウラ検査の不一致が認められた場合，最初に確認すべきは検体の取り違えがないかどうかである．緊急の場では，患者取り違え，採血管取り違え，ラベルの貼り違えなど起こりやすい．次に，判定や記録の誤り，試薬の劣化など技術的・事務的過誤がないか確認する．可能であれば，再度患者から採血をした検体を用いて検査をやり直すべきである．それらが否定された後，亜型や疾患・病態に基づく原因を考えるために患者情報を把握する必要がある．

　緊急時の対応として，血液型が不明な時点では O 型赤血球液と AB 型新鮮凍結血漿（fresh frozen plasm：FFP）を輸血し，危機的状況に対応する．血液型の採血は，必ず O 型赤血球・AB 型 FFP 輸血の前に採血を行う．O 型赤血球液・AB 型 FFP を輸血した後では，抗原の異なる赤血球と本来存在しない抗体が血清中に存在するので，血液型判定が困難になる．緊急の場では，血液型の採血は必ず異型適合血輸血の前に採取することがきわめて重要である．

　オモテ検査とウラ検査の不一致の原因として，主に赤血球側の要因と血清

表 23　オモテ検査とウラ検査の結果が不一致の原因（大坂顯通. 輸血学テキスト. 東京: 中外医学社; 2013. p.64-76）[1]

1. 赤血球側の要因
   - 亜型
   - 白血病などにより後天的に抗原性が減弱した血球
   - 直接抗グロブリン試験陽性
2. 血清側の要因
   - 生後 1 カ月未満の新生児
   - 免疫不全（無ガンマグロブリン血症）
   - 血清蛋白異常（高ガンマグロブリン血症など）
3. 技術的要因
   - ヒューマンエラー
   - 検査試薬の汚染
   - 判定時の遠心が強い

側の要因によるものに大別される（表 23）. 赤血球抗原の亜型, 白血病などによる血液型変異, 新生児, 免疫不全症, 血清蛋白異常などの可能性がある. 不規則抗体の存在や, 日本人では非常にまれであるがボンベイ表現型の存在も注意を要す. ボンベイ表現型は遺伝子変異により H 抗原が生成されず A 抗原 B 抗原も発現しない. 血清中には, 抗 A 抗体と抗 B 抗体および抗 H 抗体も存在する[1]. そのためボンベイ表現型に対してはボンベイ表現型のみが輸血可能で, O 型赤血球でも H 抗原と反応して強烈な溶血が起こるので輸血できない. 1952 年インドのボンベイで発見されたきわめてまれな血液型で, 適合する輸血の準備は困難を要する. 1981 年, 大久保らの報告では日本国内で 3 家系が報告されている[2].

　亜型は, 遺伝子の変異あるいは血液型糖転移酵素の活性が減弱することで, 赤血球表面の A 抗原または B 抗原の抗原決定基数が減少して抗原性が減弱する. オモテ検査で, 抗 A 血清あるいは抗 B 血清に対してきわめて弱い反応あるいはまったく反応しないため, O 型と判定されることがある. 亜型は, A 亜型, B 亜型, AB 亜型がありさらにそれぞれにその亜型に数種類の型がある. 日本人では B 亜型が多いとされている.

　赤血球の A 抗原・B 抗原は遺伝子によって決定されるもので, 通常であれば周囲の環境などよって変化することはない. しかし, 白血病や悪性腫瘍の患者では, 糖転移酵素活性の低下によって抗原性が減弱することがある. それ以外にも, 腸閉塞や大腸がんで大腸内の増殖した細菌が放出する酵素が A 型抗原決定基のアセチル基を切断してガラクトサミンに変化させる. こ

れはB抗原決定基のD-ガラクトースに類似しているため抗B血清がB抗原と認識してしまう現象が起こり獲得性Bと呼ばれ，AB型と判定してしまうことがある[1].

血清側の要因として，新生児，免疫不全，血清蛋白の異常などがある．新生児ではIgMが産生されるのは数カ月後のため，抗A抗体，抗B抗体は血清中にない．生後4カ月以内の新生児ではオモテ検査のみの判定とする．

緊急の場合は，O型赤血球とAB型FFPで救命を優先するが，その後の対応はオモテウラ不一致の原因によって異なるので十分に注意する必要がある．血液型不一致の骨髄細胞移植後では，生着状況によっても赤血球と血漿とで輸血選択の対応が異なることがあるので，血液内科にコンサルテーションが必要となる場合もあり注意を要する．「不規則抗体カード」や「血液型カード」などの情報が非常に役に立つこともある．カードによる情報は発行施設への問い合わせや自施設での再検査が必要で，あくまでも参考情報である．カード情報があることで輸血施設での検査を省略してはならない．

【文献】

1) 大坂顯通. 輸血関連検査. In: 大坂顯通, 編. 輸血学テキスト. 東京: 中外医学社; 2013. p.64-76.
2) 大久保康人. 日本人のまれな血液型に関する研究. 関西医大誌. 1981; 33: 532-65.

〈塩野則次〉

Q *071*
血液型不明の患者が出血性ショックの状態で搬送されてきた.
どのような輸血対応を取るべきか

解説 血液型不明患者に対して緊急で輸血を必要とする場合には, 数 mL の輸血検査用採血後に (検査結果を待たず) O 型 RhD 陽性の赤血球製剤を輸血する. 輸血前のクロスマッチ検査も省略する (表 24).

4〜6 単位の O 型赤血球輸血を行っている間に ABO 血液型および Rh 血液型を確定し, 以降は ABO 同型の赤血球製剤を輸血する (RhD 陽性血で可). もし当該患者が不規則抗体の保有者であっても, 不規則抗体による溶血性副作用は軽度なことが多く, 救命を優先する場合はノンクロスで赤血球輸血を行い, クロスマッチ検査による判定は事後でよい. なお新鮮凍結血漿 (FFP)

表 24 緊急時の輸血対応と副反応

● 輸血検査と対応	● 不適合輸血がなされた場合の副反応
① low emergency 　ABO 型, Rh 型の判定およびクロスマッチまで行って適合製剤を輸血 ② moderate emergency 　ABO 型だけ判定して同型製剤を輸血 (クロスマッチなしでの輸血) ③ high emergency 　未検査 (検体は採取) で O 型 RhD 陽性製剤を輸血	・ABO 不適合 　→重篤な血管内溶血〜多臓器不全〜死亡 ・Rh 不適合 　→初回なら何も起きず Rh (D) 抗体が産生されるだけ 　→抗 D グロブリン投与 ・不規則抗体に対する不適合 　→ (まれに) 血管外溶血によるビリルビン上昇や腎障害

表 25 ABO 同型輸血にこだわると (実例紹介)

例1	例2
・血液型不明の患者が大量出血によるショック状態で救急搬送された ・血液型判定のための採血に手間取り, 十数分を要す ・血液型検査にさらに十数分 ・この間に患者は低酸素脳症に陥り, 意識戻らず ▶なぜすぐに O 型赤血球を輸血しなかったのか? 　(O 型赤血球は血液型不明の患者にも輸血できる!)	・AB 型の入院患者が大量の吐血で出血性ショック! ・AB 型赤血球の院内在庫がなく, 主治医は大至急で, 血液センターに依頼 ・1 時間後に届いたが間に合わず, 患者は死亡 ▶A, B, O 型赤血球の院内在庫はあったのに… 　(AB 型患者は抗 A 抗体, 抗 B 抗体ともに持たず, 何型の赤血球でも輸血可能!)

JCOPY 498-01930

も緊急で輸血する必要がある場合には，AB 型 FFP を輸血する．

　なお，はじめから ABO 同型輸血を行おうとすると，「輸血が間に合わない」，「ABO 血液型不適合輸血をしてしまう」，など，患者の生命を危険にさらしてしまう可能性がある（表 25）．

〈山本晃士〉

Q 072
血液型検査の結果，本人の記憶とは異なる ABO 血液型だといわれた

解説 患者あるいは患者家族が記憶している ABO 血液型と異なる検査結果が出たということは，記憶が正確であるという前提であれば，患者の ABO 血液型が後天的に変異したと考えられる．ABO 血液型を規定する赤血球の ABH 抗原は，赤血球膜上の糖鎖末端の構造によって決定される．H 抗原は A 抗原と B 抗原の共通の前駆体であり，A 型転移酵素の作用により H 抗原のガラクトースに N-アセチルガラクトサミン（A 型抗原決定基）が付加すると A 型，B 型転移酵素の作用により H 抗原のガラクトースにガラクトース（B 型抗原決定基）が付加すると B 型抗原が生成される．一般的に，赤血球の A 抗原および B 抗原は環境によって変化することはないが，白血病などの悪性腫瘍患者において，赤血球の抗原性が減弱することにより ABO 血液型の変異が起こることがある．後天的な要因により，血液型糖転移酵素の活性低下による抗原決定基の減少が赤血球の抗原性減弱を引き起こすと考えられ，遺伝的な要因による亜型（あがた）に類似した機序によると考えられる．事例をあげるとすれば，A 型の患者が白血病を発症したことにより，ABO 血液型が "非常に弱い A 型" に変化して O 型と判定されることがある（オモテ検査のみ）．赤血球の抗原性減弱以外の血液型変異例として獲得性 B がある．他項を参照していただきたい．

〈大坂顯通〉

JCOPY 498-01930

Q 赤血球製剤は室温に戻してから輸血すべきなのか，冷たいままでも良いのか

解説 「輸血療法の実施に関する指針（令和2年3月改正）」において，"（赤血球製剤は）2〜6℃で自記温度記録計と警報装置が付いた輸血用血液専用の保冷庫中で保存する"とされている．輸血部門において2〜6℃で保存された赤血球製剤が輸血実施部署へ届けられ，輸血の準備が済んだ後にベッドサイドで輸血が実施されるまでには一定の時間が必要であり，その間に赤血球製剤の温度は室温に近い状態になっていると思われる．したがって，通常の輸血において，赤血球製剤を室温に戻して輸血する必要はない．しかし，手術や外傷などによる大量出血の場合に，保冷庫で保存されていた赤血球製剤をそのまま急速かつ大量に輸血すると，患者の体温を低下させて不整脈や心拍出量の低下などによる心不全を引き起こすリスクがあることから，このような場合には赤血球製剤を加温して輸血する必要がある．日本赤十字社から出されている「輸血用血液製剤取り扱いマニュアル」（http://bmrctr.jp/saisei/files/2014/03/handlingmanual.pdf）において，37℃を超えない範囲で赤血球製剤を加温して輸血する場合が示されている（表26）．加温する場合は適切な加温装置を使用して過加温（37℃を超える温度）にならないように注意すること，加温に使用する装置は定期的な保守点検を行うこととされている．設問の解答は，通常の輸血において，赤血球製剤を室温に戻して輸血する必要はない．

表26 赤血球製剤を加温して輸血する場合

1. 100 mL/分 を超える急速輸血
2. 30分以上にわたる 50 mL/分を超える成人の急速輸血
3. 心肺バイパス術の復温期における輸血
4. 新生児の交換輸血
5. 15 mL/kg/時を超える小児の輸血
6. 重症寒冷自己免疫性溶血性貧血患者への輸血

〈大坂顯通〉

Q 074
赤血球製剤を室温に放置したことが翌日に判明した．そのまま使用しても良いか

解説 「輸血療法の実施に関する指針（令和2年3月改正）」において，"輸血用血液の保管・管理は，院内の輸血部門で一括して集中的に管理するべきである．保存条件（保冷庫）外へ持ち出した後はできるだけ早く使用する．なお，赤血球製剤は，使用しない場合は，60分以内に（自記温度記録計と警報装置が付いた輸血用血液専用の保冷庫で2～6℃）の条件下で保存する"とされている．設問では，赤血球製剤がどれくらい室温に放置されたかわからない（温度管理されていない）ので使用すべきではない．原則として，温度管理されていない輸血用血液製剤は使用しないのがルールである．室温放置された時間がどれくらいなら許容されるのかという明確なエビデンスはないが，同指針によれば，いったん輸血部門から持ち出したが使用しないのであれば60分以内に輸血部門へ戻すようにするということである．赤血球製剤を冷蔵保存する理由として，赤血球の生存期間・酸素運搬能・変形能の維持があげられる．赤血球の生存と機能に関与するATPや2,3-ジホスホグリセリン酸（2,3-DPG）は20℃以上で急速に低下することから，赤血球の変形能が低下し，ヘモグロビンの酸素親和性が高くなり末梢組織において酸素を放出しにくくなる．すなわち，赤血球輸血の本来の目的である末梢循環系への十分な酸素の供給を果たすためには，適正に温度管理された赤血球製剤を輸血する必要がある．さらに，万が一細菌汚染された赤血球製剤が長時間室温に放置された場合には，細菌の増殖が懸念されるところである．

〈大坂顯通〉

 JCOPY 498-01930

Q 075
他院から血液バッグも一緒に患者が搬送された．その血液製剤は使用しても良いか

解説　患者の ABO 血液型は，自施設において確認するのが原則である．血液製剤を準備したのは転送元の医療施設であるが，以後の医療における全責任は転送先の医療施設にある．他の医療施設における ABO 血液型の判定を信用するかしないかという問題ではなく，現在の患者の ABO 血液型を再確認するという意味合いが主体である．設問の状況から判断すると，血液製剤が輸血されている状態で搬送されてきたと考えられる．緊急輸血として O 型の赤血球製剤が輸血されている場合には，なおさら現在の血液型を再確認することが重要となる．一方，患者と一緒に搬送された血液製剤は転送元で適正に保存されたものであるのか，搬送中も適正に保管されていたのかなどは，血液製剤の外観から判断することはできない．室温に放置された赤血球製剤と同様に，品質が保証されない血液製剤を使用すべきではない．また，交差適合試験の結果報告書が添付されていたとしても，自施設で行った検査結果ではない限り無条件に信頼すべきではない．設問の解答は，患者と一緒に搬送された血液製剤は使用せず，輸血の適応を含め患者の再評価を行って，改めて患者に最適な輸血療法を行うべきである．ただし，すでに患者に輸血され投与中の（ラインが繋がっている）血液製剤の場合には，その時点で輸血副作用が生じていないかぎり輸血を継続しても問題はないと思われる．また，自己血製剤やまれな血液型など特殊な血液製剤に関しては，病院間における血液製剤の受け渡しはやむを得ないと考えられる．自己血製剤の場合，転送元の病院においてすでに自己血製剤を貯血・保管しており，当該患者が転院して転送先の病院においてその自己血製剤を使用する場合には，双方で予め取り決めを行っておくことが望ましい．具体的には，小児の側弯症手術の場合，自己血を貯血する病院と側弯症手術を行う病院が異なる可能性があり，スムーズに自己血製剤の受け渡しができるように連携する必要がある．通常の同種血製剤については，病院間で輸血用血液製剤を転用して使用し廃棄率を減少させたとする病院間有効利用の報告はあるが，密なネットワークを構築できる病院間以外では難しいと考えられる．

〈大坂顯通〉

Q 076
血小板輸血を行ったが血小板数が増加しない．どのように対処すべきか

解説 設問では，血小板輸血において血小板輸血不応状態をきたした可能性がある．血小板輸血不応状態とは，期待通りの輸血後血小板数の増加が繰り返し得られない状態をいう．輸血後 1 時間あるいは翌日の血小板数が，各々の期待通りの 30％以下あるいは 20％以下が 2 回以上続いた状態と定義される．具体的には，補正血小板増加数（corrected count increment: CCI，$/ \mu L$）＝輸血後血小板数（$/ \mu L$）－輸血前血小板数（$/ \mu L$）×体表面積（m^2）÷輸血血小板総数（$\times 10^{11}$）を用いて判断する．輸血終了 24 時間後の CCI（CCI-24，輸血翌朝の測定値で可）が 7,500$/ \mu L$ 未満なら血小板輸血不応状態を疑う．一般的に，10 単位製剤の濃厚血小板-LR「日赤」を輸血した翌日の血小板数が，1 万 $/ \mu L$ 以上増加しない場合が続くようであれば，血小板輸血不応状態を疑う．血小板輸血不応状態の原因は，免疫学的機序と非免疫学的機序に大別される．免疫学的機序による原因のほとんどは，同種抗体産生（抗 HLA 抗体など）によるものが多く，非免疫学的機序によるものでは，発熱，感染症，脾腫，DIC，出血などがある．対処法として，まず，患者が抗 HLA 抗体を保有しているか否かを検査し，患者が抗 HLA 抗体を保有している場合には，患者が保有する抗 HLA 抗体と反応しない HLA 型をもつ献血者（予め登録されている）から採取した HLA 適合血小板製剤を輸血する．多くの場合，血小板輸血の効果に改善が認められる．HLA 適合血小板製剤は，厳密にいえば，抗 HLA 抗体が検出されない場合には適応とはならない．HLA 適合血小板輸血では HLA 型を優先するために，ABO 血液型不適合の血小板製剤を輸血する場合がある．マイナーミスマッチで，抗体価の高い抗 A 抗体や抗 B 抗体が製剤中に含まれる場合には，患者の赤血球と反応して溶血性副作用を起こす可能性があるので注意が必要である．

〈大坂顕通〉

Q *077*

腹水を伴う肝硬変患者において，血清アルブミン値（1.9 g/dL）と低い場合にアルブミン製剤投与の適応となるか

解説 肝硬変などの慢性の病態による低アルブミン血症は，それ自体ではアルブミン製剤の適応とはならない．しかしながら，非代償性肝硬変に伴う難治性腹水に対する治療において，次の条件に関して，アルブミン製剤投与の適応となる．①利尿薬による腹水消失を促進して，腹水の再発を抑制するとともに患者の生命予後も改善する場合，②大量（4 L以上）の腹水穿刺による循環不全を予防するとともに患者の生命予後が改善する場合，③特発性細菌性腹膜炎を合併した患者の循環不全を改善して，肝腎症候群の発症を抑制する場合，④肝腎症候群に対して，強心薬との併用で腎機能を改善するとともに，肝臓移植前に使用することで，移植後の予後を改善する場合．

血清アルブミン値は，栄養状態や予後の指標になるが，低アルブミン血症により臓器障害を引き起こすことはなく，まず低アルブミン血症の原因疾患の治療や病態の改善を行うことが優先される．また，血清アルブミン値の測定法は，グロブリンとの交差反応性を抑えるため，従来の bromocresol green（BCG）法から bromocresol purple（BCP）改良法に，多くの施設が変更している．この測定法の変更により，従来法より低値となる．日本臨床検査医学会の提言書では，「両法の換算式を病態別に設定することはきわめて困難であり，BCP 改良法でのアルブミン測定値が 3.5 g/dL 以下の場合，その測定値に 0.3 g/dL を加えた値を BCG 法での推測値と近似する」としている[1]．従来，アルブミン製剤投与の適応として，血清アルブミン値を指標にしていたが，低アルブミン血症自体が臓器障害を誘引するのではなく，さらに，従来の BCG 法による測定値の信頼度が低いことから，血清アルブミン値をトリガーとするのではなく，患者の疾患，病態，病状を総合的に判断した上でアルブミン製剤投与の適応を判断すべきと考えられる．

日本輸血・細胞治療学会が作成した「科学的根拠に基づいたアルブミン製剤の使用ガイドライン」[2]で推奨される病態を表 27 に示した．そのなかに，肝硬変に伴う腹水において，4 つの病態に対してアルブミン製剤の投与が推奨されている．また，20～25％の高張アルブミン製剤の使用が推奨されている．肝硬変患者の腹水に対して，一般的な治療として利尿薬が使用されてきたが，腹水減少が困難な症例，腹水が消失してもすぐに再発する例など難治

表 27　アルブミン製剤の使用が推奨される病態

高張アルブミン製剤	等張アルブミン製剤
肝硬変に伴う腹水 　① 難治性腹水の管理 　② 大量の腹水穿刺 　③ Ⅰ型肝腎症候群 　④ 特発性細菌性腹膜炎 凝固因子の補充を必要としない治療的 血漿交換療法	凝固因子の補充を必要としない治療的 血漿交換療法 他の血漿増量剤が適応とならない病態

性腹水の場合がある．このような場合，アルブミン製剤との併用により腹水消失の促進ならびに腹水再発の抑制効果があり，予後が改善するとの報告がある[3]．また，大量の腹水穿刺をした場合，循環血漿量の減少による腎障害，低ナトリウム血症など副作用が約 3 割に認められている．特に，大量腹水穿刺による循環不全（postparacentesis circulatory dysfunction: PCD または paracentesis induced circulatory dysfunction: PICD）は高度な低ナトリウム血症，重度の腎障害などを生じ，予後がきわめて悪い合併症である．これらの合併症を予防する処置として，腹水穿刺後，アルブミン製剤の投与が有用である．さらに，アルブミン製剤投与は低ナトリウム血症の抑制効果もあり，結果，患者の予後が改善されるとの報告がある[4]．肝硬変に併発する特発性細菌性腹膜炎に対して，抗生物質とアルブミン製剤の併用が肝腎症候群の発症の抑制ならびに死亡率の低下を誘引する．さらに，急速に進行するⅠ型肝腎症候群に対しても血管収縮剤とアルブミン製剤との併用が腎機能の改善に有用である．ここに記述したように，肝硬変に伴う腹水の治療に対して，アルブミン製剤がある程度有用であり，肝硬変患者の病態を見極めて，アルブミン製剤の適応を考える必要がある．

【文献】

1) 前川真人，村本良三，清宮正徳，他．血清アルブミン測定値についての提言書―BCG 法と BCP 改良法による測定値の差の取り扱い方―．臨床病理．2014; 62: 5-9.
2) 安村　敏，松本雅則，牧野茂義，他．科学的根拠に基づいたアルブミン製剤の使用ガイドライン（第 2 版）．日本輸血細胞治療学会誌．2018; 64: 700-17.
3) Roberto GR, Giorgio LB, Giuseppe B, et al. Long-term albumin infusion improves survival in patients with cirrhosis and ascites: an unblinded

randomized trial. World J Gastroenterol. 2006; 12: 1403-7.

4) Bernardi M, Caraceni P, Navickis RJ, et al. Albumin infusion in patients undergoing large-volume paracentesis: a meta-analysis of randomized trials. Hepatology. 2012; 55: 1172-81.

〈加藤栄史〉

Q 輸血のルートはどこから確保すれば良いか．またその際に針はどの位まで細くても大丈夫か

解説 原則的には生理食塩液で末梢静脈にルートを確保して，その側管から輸血を開始する．針の太さは大人では 18 ゲージより太い針が望ましいとされており，これより細い針では赤血球溶血が危惧されるが，実際 22 ゲージまではほとんど問題ないとされる．それより細い 24 ゲージ針では約 0.3 mL/ 秒を超える速度で輸血されると赤血球が破壊されやすくなるという報告がある[1]．

どうしても末梢静脈にルートが確保できず中心静脈カテーテルから輸血する場合には，他の薬剤との混注を避ける．その理由として，①混注する薬剤にカルシウムイオンが含まれていると凝固が起こりカテーテルを閉塞する危険性，②ブドウ糖溶液と混合すると赤血球が凝集したり，赤血球が膨化して溶血する危険性，③薬剤と配合変化を起こして薬剤の効果が得られなくなる可能性があげられる．やむを得ず薬剤を投与するラインで輸血を行う場合には，輸血中は薬剤輸注を止め輸血前後に生理食塩液を用いてラインをフラッシュする[2]．

【文献】

1) 前田平生，大戸　斉，岡崎　仁，編著．輸血学．改訂第 4 版．東京：中外医学社；2018. p.654.
2) 輸血用血液製剤取り扱いマニュアル．2018 年 12 月改訂版．東京：日本赤十字社；2018. p.7-8.

〈熊川みどり〉

Q 輸血用血液はどれ位の速度で輸血すべきか

解説 通常の輸血であれば，成人の場合には輸血開始から最初の 10〜15 分間は 1 mL/ 分で輸血し，その後は患者の状況に応じて 5 mL/ 分まで速度を上げることができる．また新生児・小児での輸血速度は 1〜2 mL/kg/ 時間で，1 回の輸血量は 10〜20 mL/kg とされている．その際血液バッグ開封後は 6 時間以内に輸血を完了する必要があるため，残余分は破棄する．新鮮凍結血漿（FFP）については血液凝固因子の活性低下の観点から，融解後ただちに輸血できない場合には 2〜6℃で保管し，24 時間以内に使用する[1].

出血性ショックの患者に赤血球製剤を輸血する際には，輸血セットのクレンメを全開にして投与することになる．急速輸血で 100 mL/ 分を超える速度や，成人で 30 分以上にわたり 50 mL/ 分を超える輸血の場合には，患者体温が低下して不整脈・心拍出量低下などを誘発し心不全を引き起こす危険があるため，血液加温装置を用いての加温が必要とされる[2].

【文献】

1) 「血液製剤の使用指針」の一部改正について（平成 31 年 3 月 25 日薬生発 0325 第 1 号）.
2) 輸血用血液製剤取り扱いマニュアル. 2018 年 12 月改訂版. 東京: 日本赤十字社; 2018. p7.

〈熊川みどり〉

II

看護師編

Q 輸血療法において看護師が果たすべき役割とは何か

解説 　輸血療法のカスケード（図1, 2頁参照）において，輸血療法は輸血の決定，患者検体の採血，輸血関連検査，輸血の準備，輸血の実施，輸血副反応のチェックの順に行われる．看護師が関わるステップとして，①患者検体の採血，②輸血の準備，③輸血の実施と患者観察，④輸血副反応のチェックがあげられる．特に，患者検体の採血と輸血の実施は，患者誤認が過誤輸血に直結する重要なステップである．看護師は，医師の指示に従って，輸血関連検査用の患者検体を採血する．輸血実施部署に血液製剤が届いたら受け入れ時確認を行って，届いた血液製剤が当該患者に準備されたものであることを確認する．その後，凝集塊を除くフィルターがついた輸血セットを準備するとともに，輸血用血液製剤の外観をチェックする．血液製剤に対する放射線照射を施設内で行っている場合には，放射線照射済であることを確認する．ベッドサイドで輸血を実施する場合は，看護師は，まず，患者のバイタルサインを確認する．次に，医師と看護師（あるいは看護師2人）の読み合わせ確認によるダブルチェックを行う．可能であれば，読み合わせ確認に加え，電子照合を併用する．看護師は，輸血を1 mL/分のゆっくりとした速度で開始し，輸血開始5分後および15分後に患者の状態を確認する．輸血速度は，15分間の観察中に異常がなければ5 mL/分に増量するが，慢性心不全のある患者や小児では，そのままゆっくりと輸血を継続する．看護師は，輸血終了時も同様にバイタルサインを確認し，輸血副反応の有無を記録する．全量を輸血しなかった場合や途中で中止した場合には，状況および理由について正確に記載し，空バッグは輸血部門へ返却する．輸血療法は，職種が異なる複数の医療従事者が関与する治療法であり，職種毎に基本的な役割は異なるが，各々の役割内に留まることなく，他の職種の役割を理解することにより，1人の患者に対して安全な輸血療法を提供することが可能となる．

Q 輸血を行う患者にリストバンドの装着は必要か

解説 リストバンドは，患者の手首に装着するプラスチック製のバンドで，氏名，生年月日，患者ID番号，血液型などが印字されている．医療行為を行ううえで最も重要なことは，医療行為の対象が当該患者であることを確認することである．患者誤認を防止する目的でリストバンドを使用することは，輸血療法に限らず，あらゆる医療行為において有用である．「輸血療法の実施に関する指針（令和2年3月改正）」において，"確認，照合を確実にするために，患者のリストバンドと製剤を携帯端末（PDA）などの電子機器を用いた機械的照合を併用することが望ましい"と明記されており，2人による読み合わせ確認に加えて，電子照合を併用する安全性が謳われている．バーコードを利用した輸血照合システムは，バーコードを印字したリストバンドを患者に装着してもらい，輸血実施時に，バーコードリーダー付き携帯端末を使用して，患者リストバンドと輸血用血液製剤のバーコードを照合し，双方のバーコードが一致したことを確認後に輸血を開始するというものである．ヒューマンエラーは発生するものであるという前提にたち，いったん発生した個々のミスを未然に防止して患者に実害を及ぼさないことが重要である．全国大学病院輸血部会議の調査によれば，約90％の大学病院でこのシステムが使用されているという．電子カルテシステムのベンダーによって違いはあると思われるが，バーコードを利用した輸血照合システムがオプションとして装備されているものも存在する．しかし，このシステムを導入するためには一定の経費がかかることから，輸血を行うすべての医療機関で導入するのは現実的ではないと思われる．一般的なリストバンド（バーコードが印字されていない）は，システムを必要とせず安価であり，患者誤認を防止する目的で輸血の有無にかかわらず使用されるべきだと思われる．

Q *082*

輸血の準備に際して，効率を重視して 2 人分をまとめて準備
しても大丈夫か

解説 　過誤輸血を防止するためには，患者あるいは血液バッグの取り違えに十
　　　　分注意を払う必要がある．複数の患者について，同時に輸血の準備を
行った場合には，患者の取り違えや血液バッグの取り違えが起こっても気が
つかない可能性がある．複数の患者について準備を行う場合でも，1 回に 1
患者ごとに準備を行うことで，患者を取り違える導線（リスク）を排除する
ことになる．「輸血療法の実施に関する指針（令和 2 年 3 月改正）」におい
て，"輸血の準備及び実施は，原則として 1 回に 1 患者ごとに行う．複数の
患者への輸血用血液を一度にまとめて準備し，そのまま患者から患者へと続
けて輸血することは，取り違いによる事故の原因となりやすいので行うべき
ではない"と明記されている．

Q *083*

輸血の準備中に，ABO 血液型の結果はあったが不規則抗体ス
クリーニングの結果は不明であった．そのまま輸血を行って
も大丈夫か

解説 　輸血実施部署において，届いた輸血用血液製剤が当該患者に準備された
　　　　ものであることを確認するために，受け入れ時の照合確認をダブル
チェックで行う．「輸血療法の実施に関する指針（令和 2 年 3 月改正）」にお
いて，"輸血用血液の受け渡し時，輸血準備時及び輸血実施時に，それぞれ，
患者氏名（同姓同名に注意），血液型，血液製造番号，有効期限，交差適合
試験の検査結果，放射線照射の有無などについて，交差試験適合票の記載事
項と輸血用血液バッグの本体及び添付伝票とを照合し，該当患者に適合して
いるものであることを確認する"とされている．このチェック項目中に不規
則抗体スクリーニングは記載されていないが，不規則抗体スクリーニングの
結果が不要ということではない．仮に，患者が不規則抗体を保有しており対
応抗原を含む赤血球輸血が行われた場合には，過誤輸血の結果として，遅発
性溶血反応（DHTR）が発生する．DHTR は，患者血液中の不規則抗体が原
因で引き起こされる溶血性副作用（血管外溶血）であり，輸血後 3〜14 日で

貧血，発熱，黄疸，血尿，悪寒，倦怠感などが認められ，重症例では腎不全をきたして死亡することもある．DHTR は輸血前の不規則抗体スクリーニングや交差適合試験で検出されないため，未然に防止することが難しい輸血副作用・合併症であるが，過誤輸血として引き起こしてはならない．設問において，不規則抗体スクリーニングはチェック項目に入っていなくとも，受け入れ時の照合確認においてチェックすべき項目である．

Q *084*
輸血の準備に際して，点滴セットを使用しても良いか

解説　輸血セットは，輸血用血液製剤の中に存在するフィブリン塊，大凝集塊（マクロアグリゲート），微小凝集塊（ミクロアグリゲート）を除去するためのフィルター（濾過器）が付いた輸血器具であり，1 回限り使用のディスポーザブル製品である．輸血用血液製剤は，生きた血球が血漿や保存液に入っている生物製剤であり，輸液剤のような単なる液体ではない．輸液剤を点滴静注する際の一般的な点滴セット（輸液フィルター）は，フィルター孔径が 0.2 μm で，輸液中の微小異物，細菌，真菌を除去し，かつ微生物汚染に由来するエンドトキシンも除去することが可能とされている．したがって，赤血球や血小板が通過できないので，輸血（血漿分画製剤を除く）の際に使用してはならない．輸血セットは，スパイク針（血液バッグに刺入するプラスチック針），クレンメ，濾過筒（孔径 210 μm 以下の細かい均一のメッシュ），点滴筒（滴下が見える），導管（チューブ），流量調節器，混注部，継ぎ管，静脈針からなる．輸血セットには，赤血球製剤に使用する赤血球用輸血セット（フィルター孔径 175〜210 μm）と血小板製剤に使用する血小板用輸血セット（フィルター孔径 140〜170 μm）がある．新鮮凍結血漿（FFP）は，いずれのセットを使用しても良いが，一般的な点滴セットは用いない．アルブミン製剤や免疫グロブリン製剤などの血漿分画製剤は，輸液用の一般的な点滴セットを使用する．仕様の多くは点滴量 20 滴 ≒ 1 mL であるが，使用前に自分の目で確かめていただきたい．

Q *085*
赤血球製剤の外観をチェックしたら黒みを帯びていた．輸血を行っても大丈夫か

解説 　輸血後細菌感染症は，輸血用血液製剤に混入した細菌により引き起こされるもので，発生頻度は決して高くはないが，一定の頻度で起こりうる致死的合併症である．輸血用血液製剤の細菌汚染をきたす原因の多くは，献血者が菌血症であった場合，および採血時の穿刺の際に皮膚の常在菌が採血血液に混入するものである．採血用の太い穿刺針で皮膚を穿刺する場合，消毒しきれなかった皮膚付着菌が血流に乗って採血されるので，採血の際に，最初に流出してきた血液を本採血バッグに含めない初流血除去という方法が2007年より実施されている．赤血球製剤で問題となるエルシニア菌（*Yersinia enterocolitica*）は，赤血球製剤の保存液MAPの主成分の1つであるマンニトールを栄養として，鉄分が多い環境で増殖しやすく，低温でも増殖してエンドトキシンを産生する．エルシニア菌は，一過性の菌血症を呈した供血者が原因であり，人体に影響を及ぼす菌量に達するまでに3週間以上の保存期間が必要と考えられる．現行で繁用される赤血球濃厚液-LR「日赤」は，2~6℃で6週間保存することが可能であるが，細菌増殖のリスクを考慮して，有効期間を21日間としている．献血ドナーに対して，"3日以内に出血を伴う歯科治療（抜歯，歯石除去など）を受けたか""1カ月以内に発熱を伴う下痢の症状があったか"などを問診で尋ねることで，輸血用血液製剤の細菌汚染の回避を図っている．また，輸血用血液製剤を使用する前に，赤血球製剤では溶血や変色など，血小板製剤ではスワーリング（swirling）を行っ

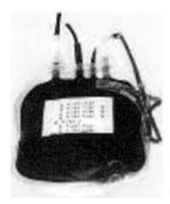

図8　エルシニア菌による赤血球製剤の汚染
（大坂顯通．輸血学・血液学小事典．東京: 中外医学社; 2017. p.35）

て凝固物や変色などについて，外観を観察してから輸血を開始することが重要である．特に，赤血球製剤の色調に異常な黒色化（図8）が認められた場合には，エルシニア菌による汚染を考慮すべきである．設問では，赤血球製剤の外観が黒みを帯びていたということで，エルシニア菌の汚染が考えられる．しかし，赤血球製剤は献血ドナーによって色調が異なることがあり，血液バッグに附属しているセグメントと本体の色調を比較して，両者がほぼ同等の場合は細菌汚染の可能性は低いと考えられる．本体の色調が黒みがかっている場合にはエルシニア菌の汚染が考えられるので使用しない．

Q *086*
血小板製剤が病棟に届いたが，患者が MRI 検査のため病棟におらず3時間後に病棟へ戻ってきた．そのまま輸血を行っても良いか

解説 「輸血療法の実施に関する指針（令和2年3月改正)」において，"各種の輸血用血液は，それぞれ最も適した条件下で保存しなければならない．赤血球，全血は2〜6℃，新鮮凍結血漿は−20℃以下で，自記温度記録計と警報装置が付いた輸血用血液専用の保冷庫中でそれぞれ保存する．血小板濃厚液はできるだけ速やかに輸血する．保存する場合は，室温（20〜24℃）で水平振盪しながら保存する""保存条件（保冷庫）外へ持ち出した後はできるだけ早く使用する．なお，赤血球製剤は，使用しない場合は60分以内に上記の条件下で保存する"とされている．したがって，輸血部門から持ち出した輸血用血液製剤をできるだけ早く使用できない場合は，速やかに輸血部門へ返却すべきである．設問では，患者不在のために，病棟に放置した血小板製剤を使用しても良いかというものである．血小板製剤は，水平振盪しながら保存するのが原則であり，室温に静置した場合には血小板凝集が誘発されている可能性があり使用することはできない．赤血球製剤の場合は，2〜6℃で保存するという温度管理が問題となるが，病棟の一般的な冷蔵庫（保冷庫）に入れておけば良いというものではない．輸血部門以外で輸血用血液製剤を保存することは，過誤輸血の防止を含め行うべきではない．「輸血療法の実施に関する指針」においても，"輸血用血液の保管・管理は，院内の輸血部門で一括して集中的に管理するべきである"と明記されている．設問では，輸血部門へ連絡して速やかに返却すべきであった．蛇足なが

ら，患者が検査で不在の予定は予めわかっていることであり，輸血部門との連絡を密にするなど，細やかな配慮が必要であった事例である．

Q 087
輸血ルートは他の輸液剤のルートと共有しても大丈夫か

解説 　輸血用血液製剤は単独投与が原則であり，配合変化の原因となるので他の薬剤との混注は避ける．生理食塩液などの中性に近い輸液剤以外との混合注射は避ける．特に，全血製剤や赤血球製剤では，ブドウ糖溶液やカルシウムイオンを含む乳酸加リンゲル液，カルシウム剤などとの混注は避ける．ブドウ糖溶液と血液を混合すると，赤血球の凝集や赤血球の膨化による溶血が起こる．カルシウムイオンの入っている輸液剤やカルシウム剤と血液を混合すると，凝固してフィブリンが析出する．アルブミン製剤は診療報酬体系では注射薬扱いであり，他の注射薬と混合投与される可能性があるので注意が必要である．やむを得ず同一ラインで輸血を行う場合には，輸血前後に生理食塩液を用いてラインをフラッシュ（リンス）する．

Q 088
輸血実施前に患者のバイタルサインをチェックすることは必要か？

解説 　輸血中に発生しうる輸血副反応を早期に発見するため，輸血前のバイタルサインを確認することは重要である．輸血開始前に，患者の体温，血圧，脈拍，経皮酸素飽和度（SpO_2）を測定する．輸血開始後早期に発生しうる輸血副反応として，発熱反応，アナフィラキシー反応，輸血関連急性肺障害（TRALI），輸血随伴循環過負荷（TACO），急性溶血反応などがある．発熱を認める輸血副反応のなかで，発熱性非溶血性輸血副反応（FNHTR）は，輸血中〜輸血終了後数時間以内に，38℃以上または輸血前より1℃以上の体温上昇，あるいは悪寒・戦慄のいずれかあるいは両者を認める場合をいう．したがって，輸血開始前の体温測定が重要なのは明白である．アナフィラキシー反応は，アレルギー反応に伴う皮膚粘膜症状に加えて，気道狭窄に伴う症状や重篤な低血圧やショックなどの全身症状を伴う重症即時型のアレルギー反応である．したがって，輸血開始前の血圧測定も重要である．アナ

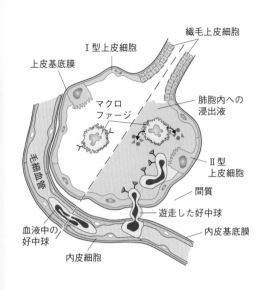

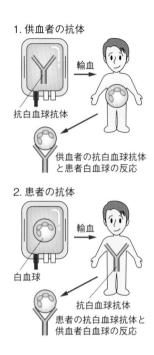

1. 供血者の抗体

抗白血球抗体

輸血

供血者の抗白血球抗体
と患者白血球の反応

2. 患者の抗体

白血球

輸血

抗白血球抗体

患者の抗白血球抗体と
供血者白血球の反応

繊毛上皮細胞

I 型上皮細胞

上皮基底膜

マクロファージ

肺胞内への浸出液

II 型上皮細胞

間質

遊走した好中球

内皮基底膜

血液中の好中球

内皮細胞

毛細血管

図9 輸血関連急性肺障害（TRALI）の発症機序

フィラキシー反応を呈する患者の大多数は頻回輸血患者であり，"いつも輸血をやっているから大丈夫"という妙な安心感は禁物である．TRALIは，輸血中または輸血後6時間以内に，急性の呼吸困難で発症する非心原性肺水腫であり（心不全を認めない患者でも発症しうる），低酸素血症と胸部X線像における両肺野の浸潤影を特徴とする．輸血用血液製剤中の抗白血球抗体と患者の白血球との抗原抗体反応により補体が活性化され，その結果，好中球の凝集および肺の毛細血管の透過性が亢進して発症すると考えられている（図9）．一方，TACOは，輸血に伴って起こる循環負荷による心不全で心原性肺水腫を呈する．両者とも，輸血後6時間以内に，呼吸困難を主徴として発症するため，輸血開始前のSpO$_2$測定の重要性は明白である．急性溶血反応は，輸血開始後5分以内に発症することが多い急性（即時型）の溶血反応であり，その大部分はヒューマンエラーによるABO血液型不適合輸血である．臨床症状として，輸血開始後間もなく，悪寒戦慄，発熱，不穏状態，呼吸困難，胸痛，腹痛，嘔吐，血色素尿（血管内溶血の特徴）などが出現し，やがてショック状態となり，DICや急性腎不全を併発し，不適合の輸血量が多い場合には死亡することもある．

Q 089
ベッドサイドにおいて，看護師 1 人で輸血を行っても良いか

解説 「輸血療法の実施に関する指針（令和 2 年 3 月改正）」において，"確認する場合は，チェック項目の各項目を 2 人で交互に声を出し合って読み合わせをし，その旨を記録する"とされている．輸血は 2 人で行うとは記載されていないが，ベッドサイドで輸血を開始する場合には患者確認が必要であり，患者確認を 2 人で行うのであれば輸血を行うのは 2 人という解釈である．取り違いを防止するために，ダブルチェックが一般的に行われているが，それは単独行動によるミスを回避するアプローチである．輸血を 1 人で行う場合と 2 人で行う場合とで，どちらが安全（危険）かという明確なエビデンスはない．AABB Technical Manual[1] では，輸血を行う場合には，輸血実施者と他のスタッフ（セカンドチェッカー）がベッドサイドで患者と血液製剤の確認を行うこと，別の方法として，バーコードによる電子照合などを使用した 1 人での確認（one-person verification process）もありうるとの記載がある．輸血の実施において，ベッドサイドで患者と血液製剤の照合確認を行うステップは，取り違えによる過誤輸血を防止するうえで最も重要である．そのためには，2 人による読み合わせ確認を厳重に行う必要がある．設問の回答としては，看護師が単独で輸血を行うことは避けるべきであり，他のスタッフをベッドサイドへ同行して，2 人で輸血を行うことが望ましい．電子照合を併用する場合には 1 人で行うことは可能であるが，確認者（セカンドチェッカー）として患者の協力を得ることが望ましい[2]．

【文献】

1) Fung MK, Grossman BJ, Hillyer CD, et al. Technical Manual. 18th ed., AABB, USA, 2014.
2) Ohsaka A, Kato H, Kino S, et al. Japan Society of Transfusion Medicine and Cell Therapy Working Party on Safety Management of Blood Transfusions. Recommendations for the electronic pre-transfusion check at the bedside. Blood Transfus. 2016;14: 419-24.

Q *090*

「輸血療法の実施に関する指針」で謳われている「2人による
読み合わせ確認」はどのような項目をチェックすべきか

解説 「輸血療法の実施に関する指針（令和2年3月改正）」において，"確認
する場合は，チェック項目の各項目を2人で交互に声を出し合って読み
合わせをし，その旨を記録する"とされている．輸血の準備を行う際に，輸
血実施部署の看護師は，届いた輸血用血液製剤が当該患者に準備されたもの
であることを確認するために，受け入れ時の照合確認をダブルチェックで行
う．輸血部門から出庫された輸血用血液製剤のピックアップミスがあった場
合，受け入れ時の照合確認を行わないとベッドサイドにおける実施時照合が
間違いを正す唯一のステップとなり，過誤輸血のリスクが高まるからであ
る．受け入れ時の照合確認を行うステップは，血液製剤に輸血セットを連結
する前に行うべきである．一般的に，血液製剤を搬送したスタッフ（看護師
や看護助手など）が，輸血実施部署の看護師へ受け渡す時に，以下のチェッ
ク項目について，交差試験適合票の記載事項と血液バッグの本体および添付
伝票とを照合し，該当患者に相違ないことをダブルチェックで確認する．
チェック項目として，①患者氏名（同姓同名に注意），② ABO 血液型と Rh
血液型（D 抗原の有無），③血液製造番号，④有効期限，⑤交差適合試験の
検査結果（適合していることの確認），⑥放射線照射の有無などがあげられ
る．放射線照射の有無については，輸血後移植片対宿主病（PT-GVHD）の
予防として重要であり，医療施設で放射線照射を行っている場合には特に重
要である．このダブルチェックは，受け入れ時の照合確認だけではなく，
ベッドサイドにおける輸血の実施時にも同様に行う．

Q *091*

輸血前のダブルチェックに際して，2人の看護師が同時に
チェック項目を読み合わせて確認した．手技として問題ないか

解説 輸血の実施において，ベッドサイドにおける患者と血液製剤の確認は，
取り違えによる過誤輸血を防止する上で最も重要なステップである．そ
のためには，2人による読み合わせ確認を厳重に行う必要がある．ダブル
チェックとは，文字通り，二重に確認することであり，医療においては2人

による読み合わせ確認をさし，1人で行う行為よりも確実性が高いとされている．しかし，ダブルチェックには問題点があり，ダブルチェックを行えば何でも安全だと信ずることは危険である．2人が対等に確認を行う場合，主体性が希薄となり，2人で確認を行っても間違いに気付くことができないことがあるので注意が必要である．ダブルチェックを行う場合は，1人は実行者，他の1人はセカンドチェッカーとして，役割を分担することが重要である．「輸血療法の実施に関する指針（令和2年3月改正）」において，過誤輸血の防止対策として，輸血実施直前の照合確認の重要性が強調されている．ベッドサイドにおいて，2人で声を出し合って読み合わせを行う照合に加え，"確認，照合を確実にするために，患者のリストバンドと製剤を携帯端末（PDA）などの電子機器を用いた機械的照合を併用することが望ましい"とされている．輸血実施時の電子照合は，過誤輸血を防止する目的において従来の目視（読み合わせ確認）と電子機器によるダブルチェックと考えることができる．

Q 092 携帯端末（PDA）を使用する電子照合は行う必要があるのか

解説 輸血の実施において，患者の取り違えあるいは血液バッグの取り違えによる過誤輸血を防止するために，ベッドサイドにおける輸血開始時の照合確認が最も重要である．輸血の実施時は，医師と看護師など2人での読み合わせ確認（ダブルチェック）を行うことが基本である．ダブルチェックを行う場合は，1人が主体となって確認を行い，もう1人はセカンドチェッカーとして機能することが重要である．2人が対等に確認を行う場合は主体性が希薄となり，2人で確認を行っても間違いに気付くことができないことがある．「輸血療法の実施に関する指針（令和2年3月改正）」において，"確認，照合を確実にするために，患者のリストバンドと製剤を携帯端末（PDA）などの電子機器を用いた機械的照合を併用することが望ましい"とされている．バーコードを利用した輸血照合システム（電子照合）は，バーコードを印字したリストバンドを患者に装着してもらい，ベッドサイドにおける輸血実施時に，患者リストバンドと血液製剤のバーコードをバーコードリーダー付き携帯端末で読み取り，コンピュータ照合するものである（図10）．全国大学病院輸血部会議による調査結果では，約90％の大学附属病院

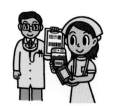
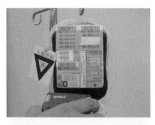
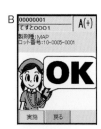
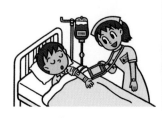
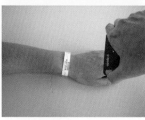
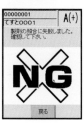

図10　バーコード輸血照合システムの概要

(大坂顯通. 輸血学・血液学小事典. 東京: 中外医学社; 2017. p.250)

において，ベッドサイドにおける輸血実施時の確認において，電子照合が行われていると報告されている．ヒューマンエラーは発生するものであるという前提にたち，いったん発生した個々のミスを未然に防止して患者に実害を及ぼさないことが重要である．輸血実施時の電子照合は，従来の目視（読み合わせ）と電子機器によるダブルチェックと考えることができる．

Q 093
輸血開始後は，何を念頭において患者観察を行えば良いのか

解説　輸血副作用・合併症は，輸血感染症と免疫学的副作用・合併症に大別される．輸血感染症は，献血者が保有する感染性病原微生物が患者へ伝搬する感染症をいい，輸血開始後早期に発症することはほとんどない．一方，輸血用血液製剤の製造工程において残存する献血者由来のリンパ球や血漿成分（抗体などを含む）は，免疫学的副作用・合併症を引き起こす．①アナフィラキシー反応：皮膚粘膜症状に加えて，嗄声，喘鳴，呼吸困難など気道狭窄に伴う症状や重篤な低血圧やショックなどの全身症状を伴う重症即時型のアレルギー反応である．大多数は頻回輸血患者であり，輸血開始後10分以内に20％が，30分以内では55％が発症するとされている．②輸血関連急

表 28　輸血関連急性肺障害（TRALI）と輸血随伴循環過負荷（TACO）の鑑別

（大坂顯通．輸血学・血液学小事典．東京: 中外医学社; 2017. p.362）

	TRALI	TACO
体温	発熱を認めることがある	変化なし
血圧	低下	上昇
呼吸器症状	急性呼吸不全	急性呼吸不全
頸静脈	変化なし	怒張することがある
胸部 X 線像	両側肺野のびまん性浸潤影	両側肺野のびまん性浸潤影
肺水腫液	滲出性	漏出性
水分バランス	正負どちらもありうる	正
利尿薬の効果	わずか	有効
白血球数	一過性の白血球減少	変化なし
BNP 値	<200 pg/mL	>1200 pg/mL

性肺障害（TRALI）: 輸血中または輸血後 6 時間以内に，急性の呼吸困難で発症する非心原性肺水腫であり，低酸素血症と胸部 X 線像における両肺野の浸潤影を特徴とする．③輸血随伴循環過負荷（TACO）: 輸血に伴って起こる循環負荷による心不全であり，輸血後 6 時間以内に，呼吸困難を主徴として発症するため，TRALI との鑑別を必要とする（表 28）．急性呼吸不全・頻脈・血圧上昇・胸部 X 線像における心原性肺水腫・水分バランス超過のうち 4 項目を満たした場合に TACO と診断する．④急性溶血反応: 輸血後 24 時間以内に発生する急性（即時型）の溶血反応で，大部分は過誤輸血による ABO 血液型不適合輸血である．輸血開始後間もなく，悪寒戦慄，発熱，不穏状態，血管痛，胸痛，腹痛，嘔吐，血色素尿などが出現し，不適合の輸血量が多い場合には死亡することもある．⑤輸血後移植片対宿主病（PT-GVHD）: 輸血用血液製剤中に残存する献血ドナー由来のリンパ球が，患者に輸血された後，異物として排除されずに患者体内で増殖し，患者組織を攻撃する病態である．輸血 1～2 週後に，発熱と皮膚の紅斑（全身の水疱を伴う紅皮症）が出現し，肝機能障害，下痢や下血などの消化器障害，骨髄無形成による汎血球減少症を呈し，ほとんどの患者が死の転帰をとる．放射線照射血を使用することにより，PT-GVHD は防止することが可能である．「輸血療法の実施に関する指針（令和 2 年 3 月改正）」において，輸血開始 5 分後および 15 分後にベッドサイドで患者の状態を観察することが明記されているが，輸血終了時を含め適宜患者の状態を観察することが望ましい．

JCOPY 498-01930

094
夜勤帯で看護師が少ないが，医師から輸血を開始するように言われた

解説 輸血療法は単なる点滴注射ではなく，種々の輸血副作用・合併症が生じる可能性があるリスクを伴う治療法である．特に，アナフィラキシー反応によるショックや過誤輸血による急性溶血反応など，輸血後早期に発症し生命にかかわるものがあるので，原則として，医師も含め看護スタッフに余裕がある時間帯に輸血を行うべきである．基本的に，医師による輸血の指示は患者状態を勘案して行われるものなので，看護スタッフの配置により左右されるものではない．しかし，輸血が当日に予定されていた場合は，夜間帯に輸血を開始することはできるだけ避けるべきである．事例をあげると，担当医師が外勤で日勤帯に不在であり，夕方に帰院した際に患者データを見て輸血の指示を出す場合が想定される．これは，看護チームの問題というより，医師不在のバックアップ体制の問題と思われる．筆者の見解として，看護師はチーム医療を担う一員として，医師不在のバックアップ体制に関与しても良いのではないかと思われる．事例において，日勤帯の看護師が患者データを不在の医師に電話連絡し，輸血が必要であれば他の医師に輸血を依頼することも可能である．設問において，夜勤帯であっても医師の指示に従って輸血を行うことは当然であるが，看護チームと医師は，何らかの機会を設けて日勤帯以外の輸血について議論する機会を設ける必要があると思われる．

Q **095**
輸血検査用患者検体の採血で過誤が生じた場合，通常検体の採血よりもリスクは高いか

解説 WBIT（wrong blood in tube）は，文字通り，採血管の血液検体が当該患者のものではなく，別の患者から採血されたものであることを示す用語である．日本ではWBITという用語はあまり使用されていないが，"患者誤認血液サンプル"として知られている．採血管の外見から，当該患者の血液検体であるか否かはわからないため，臨床検査部門では当該患者の検体であると信じて検査を行い，検査結果に違和感を感じた主治医や臨床検査技師

によって患者誤認が判明することがある．一方，輸血関連検査用検体を提出された輸血部門では，血液型検査の依頼の有無にかかわらず，ABO 血液型検査を行って当該患者の過去の履歴と照らし合わせて，提出された採血管が当該患者の検体であることを確認するのが一般的である．しかし，初診患者の場合には，過去の履歴を参照することができないため，提出された患者検体が当該患者のものである確証は得られない．具体的には，初診患者において，1 回の採血で血液型検査と交差適合試験を行って輸血を行った場合，WBIT が起きている場合には過誤輸血に直結する．設問において，輸血検査用患者検体と通常検体で採血において患者誤認が生じた場合どちらのリスクが高いかということである．いずれの場合でも患者誤認は問題であるが，通常検体の採血で患者誤認が生じた場合には，検査データから臨床検査技師あるいは医師が WBIT に気づく可能性がある．一方，初診患者において輸血検査用患者検体の採血で患者誤認が生じた場合には，スルーされて患者誤認のまま輸血が行われる可能性がありきわめて危険である．一般的に，過誤輸血の防止対策として，ベッドサイドにおける輸血実施直前のダブルチェックは行われていると思われるが，輸血関連検査用検体の採血時にもダブルチェックは行われているであろうか．現在，電子照合が普及しているが，現行のシステムにおいて，検体採血時にも対応している製品はほとんどないと思われる．すなわち，輸血実施時には電子照合を行っているが，検体採血時は採血担当者に依存している現状がある．輸血関連検査用検体を採血する場合には，採血者とセカンドチェッカーがベッドサイドに同行するなど，ダブルチェックを励行することが WBIT を防止するうえで重要である．

Q 096
解凍後 3 時間以上経過した新鮮凍結血漿を使用しても良いか

解説 従来，新鮮凍結血漿（FFP）は"解凍後 3 時間以内に必要量を輸血する"とされていたが，「血液製剤の使用指針（平成 31 年 3 月改正）」において，"融解後直ちに必要量を使用する．直ちに使用できない場合は，2 ～6℃で保存し，融解後 24 時間以内に使用すること．融解後 24 時間の保存により血液凝固第Ⅷ因子の活性は約 3～4 割低下するが，その他の凝固因子等の活性に大きな変化は認められない．なお，2～6℃で保存した本剤の急速な大量輸血，新生児の交換輸血などの場合は，体温の低下や血圧低下，不整

脈等があらわれることがある"と記載が変更された．FFP の融解後の使用期限が 24 時間以内と延長されたが，ただちに使用するという原則は一貫しており，輸血部門との連携を密にとり，速やかに患者に輸血できるように配慮することが必要である．日本赤十字社による添付文書では，"一度融解したものを再凍結して使用しないこと"と使用期限延長に対応した記載となっている．FFP 融解後の血液凝固第Ⅷ因子活性の低下については，一般的な FFP の使用には問題にはならないと思われる．そもそも FFP は，血漿分画製剤で補充できない血液凝固因子を補充することを目的としており，血液凝固第Ⅷ因子については血漿分画製剤が存在するからである．

Q *097*
病棟で保管していた新鮮凍結血漿が破損した

解説 「輸血療法の実施に関する指針（令和 2 年 3 月改正）」において，"輸血用血液の保管・管理は，院内の輸血部門で一括して集中的に管理するべきである"とされている．したがって，緊急時の利便性を考慮して，輸血部門以外の病棟や手術室において輸血用血液製剤を保管することは避けるべきである．輸血用血液製剤の保管・管理を行う場合には，厚生省薬務局（当時）から発出されている「血液製剤保管管理マニュアル」（https://www.mhlw.go.jp/file/06-Seisakujouhou-11120000-Iyakushokuhinkyoku/0000128602.pdf）を遵守する必要がある．専従スタッフがいない病棟や手術室において，その保管・管理条件を遵守できないばかりか，本来の出庫手順を介さないことで過誤輸血が発生するリスクも高くなる．しかし，輸血部門から血液製剤が迅速に搬送されない理由で，輸血部門以外で血液製剤を保管することが常態化しているのであれば，輸血部門だけではなく，病院全体として問題視すべきである．特に，危機的出血で大量輸血が必要となる患者が発生した場合には，その患者に対処できないことを意味している．設問において，病棟で保管していた新鮮凍結血漿（FFP）が破損したということは，FFP が汚染されたことを意味するので使用しない．FFP は凍結した状態では血液バッグなどが非常にもろく，落下などにより簡単に破損するので取り扱いには十分注意する必要がある．筆者の私見であるが，輸血部門は FFP の融解に慣れていない出庫先の看護師に任せるのではなく，輸血部門のスタッフが融解した FFP を出庫すべきだと考えている．輸血部門にとって，

凍結したままの FFP を出庫する方が楽だと思われるが，出庫先に融解装置を配備し，さらに融解手順がマニュアル通りに行われているかについても配慮する必要がある．

Q 098
すべての血液製剤に白血球除去フィルターを使う必要はあるか

解説 輸血用血液製剤の製造工程において，血液バッグに白血球が残存することは避けられない．具体的には，赤血球製剤および血小板製剤には，血液バッグ中にそれぞれの血球のみならず，白血球も含まれている．ヒト末梢血白血球のなかで最も多い好中球は，流血中における寿命が8〜10時間とされており，死滅して細胞成分（生理活性物質など）が血液バッグ中に放出される．したがって，血液バッグ中に残存する白血球は T リンパ球が主体である．残存白血球に起因する輸血の有害事象を防止するために，白血球除去フィルターを使用して，輸血用血液製剤から白血球除去（実際には減少させる）を行うことは意義がある．輸血用血液製剤の保存障害とは，血液製剤中に残存する白血球が，保存中に種々の生理活性物質を放出すること，および死滅した白血球（主に好中球）が凝集塊を形成することなどにより，血液製剤そのものに障害を及ぼすものである．輸血用血液製剤から白血球を除去することは，白血球に起因する有害事象を防止する上で重要であるが，ベッドサイドにおいて白血球除去フィルターを使用する方法では保存障害を防止することはできない．現行の輸血用血液製剤の製造工程において，保存前白血球除去が行われている．日本赤十字社血液センターが輸血用血液製剤を調製して保存する前に，白血球除去フィルターを使用して白血球除去を行うもので，保存障害を回避する目的がある．これにより，白血球に起因する輸血時の発熱反応，同種抗体産生の低減，サイトメガロウイルス（CMV）感染症の予防などが期待される．日本において，平成 16 年 10 月より，すべての輸血用血液製剤に対して保存前白血球除去が実施されており，血液製剤 1 バッグに含まれる白血球数は 1×10^6 個以下に低減されている．設問において，すべての血液製剤に白血球除去フィルターを使う必要はあるかということであるが，原則として，ベッドサイドにおいて白血球除去フィルターを使用する必要はない．また，白血球除去フィルターを使用しても輸血後移植片対宿主病（PT-GVHD）を防止することはできない．

JCOPY 498-01930

Q *099*
輸血部門の臨床検査技師から，輸血の実施手順を確認したいと言われた

解説 　輸血部門は，輸血を行うために必要な輸血関連検査を行うだけではなく，日本赤十字社血液センターから供給される輸血用血液製剤について，「血液製剤保管管理マニュアル」に基づいて輸血用血液製剤の入庫・保管管理・出庫を行う．また，出庫後の血液製剤について，輸血を受けた患者に副作用・合併症が発生していないかを監視することも輸血業務の一環である．国際的には，輸血副作用・合併症の実態を把握するために，ヘモビジランス（血液監視）という体制が確立している．ヘモビジランスの目的は，献血の段階から輸血された患者の追跡調査までの全過程を監視して，その原因を分析・評価することにより，適切な対応策を示して被害の拡大を防ぐことにある．ヘモビジランスの考えは，医療機関単位でも必要とされる体制であり，輸血部門はそのなかで中心的な役割を担っている．設問において，輸血部門の臨床検査技師から輸血の実施手順を確認したいと言われたということである．その意図は，当該部署において，輸血マニュアルが備わっているかだけではなく，実際にマニュアルに基づいて輸血が行われているかを確認するということである．輸血実施部署において，看護師は，届いた血液製剤が当該患者に準備されたものであることを確認するために受け入れ時確認を行って輸血の準備を行う．その後，輸血実施者とセカンドチェッカー（医師と看護師のペアあるいは2人の看護師）がベッドサイドへ同行し，輸血実施者が主体となって読み合わせ確認（ダブルチェック）を行って輸血を開始する（輸血の実施）．輸血部門の臨床検査技師は，上記の手順が遵守されていることを確認するが，輸血実施部署に通告してから行うだけではなく，抜き打ちで行うことも必要かもしれない．

Q *100*
小児科病棟で赤血球輸血の準備中，処置室でシリンジに血液を引き，残血の血液バッグは処置台に置いておいた．手技として問題ないか

解説 　小児の輸血療法では，①少量の輸血量（10～20 mL/kg），②プラスチッ

クシリンジを使用した輸血，③細いゲージの注射針の使用，④輸注ポンプの使用など，成人とは異なる手法が用いられる．現行の赤血球製剤では最小単位の1単位（200 mL献血由来）製剤が主に使用されるが，輸血部門が血液バッグのまま出庫した場合には，輸血実施部署においてシリンジに引いて輸血の準備を行うことになる．病棟の処置室で輸血の準備を行う場合には，他の作業が行われる煩雑な状況でシリンジの吸引作業を行うことになり，残血の処理を含め注意する必要がある．輸血部門において，輸血実施部署におけるシリンジへの吸引手順についてマニュアルを作成していると思われるが，実際にマニュアルを遵守した手順を行っているかどうかのインスペクションは必要である．「血液製剤の使用指針（平成31年3月改正）」の新生児・小児に対する輸血療法において，"血液バッグ開封後は6時間以内に輸血を完了する．残余分は破棄する．1回量の輸血をするのに6時間をこえる場合には，使用血液を無菌的に分割して輸血し，未使用の分割分は使用時まで2〜6℃に保存する"とされている．設問において，残血の血液バッグを処置台に置いておいたということであるが，残血は破棄するとしても処置台に放置することは問題である．他に輸血を行う患者がいる場合には，他の看護師が誤って使用するリスクが存在することから，処置室などに血液製剤を放置することは厳禁である．頻回に輸血を必要とする患児では，ドナー曝露数を減らすためにも輸血部門は院内分割を行うべきである．院内分割とは，1回輸血量が少ない小児患者などにおいて，日本赤十字社血液センターから供給される輸血用血液製剤を医療機関内で分割し，同一の献血者に由来する血液製剤を調製することをいう．筆者が勤務していた順天堂医院では，医師の依頼により，輸血部門の臨床検査技師がクリーンベンチ内で無菌接合装置を使用して20〜30 mLのシリンジに輸血用血液製剤を分注し，バーコードラベルを貼付して出庫している．これにより，シリンジによる輸血であっても，一般の輸血用血液製剤と同様にベッドサイドにおける電子照合を可能としている[1]．

【文献】

1) Ohsaka A, Abe K, Nakamura Y, et al. Issuing of blood components dispensed in syringes and bar code-based pretransfusion check at the bedside for pediatric patients. Transfusion. 2009; 49:1423-30.

〈大坂顯通〉

III

ミニキーワード集

■ 100 の設問に関連するキーワードを赤字で示し，キーワードに付けた番号（Q000）から逆に設問を選べるようにした.

和文（アイウエオ順）

亜型（Q007, Q070, Q072）

ABO 血液型において，遺伝的に血液型抗原の性状に異常を認める変異型（正常と異なる表現型を呈するもの）を亜型（あがた）と呼ぶ．典型的な ABO 亜型は，血液型糖転移酵素をコードする遺伝子の変異により糖転移酵素活性が低下し，赤血球上の A 抗原あるいは B 抗原の抗原決定基数が減少するために，赤血球の抗原性が減弱するものである．

アナフィラキシー反応（Q025, Q063, Q064, Q065, Q088, Q093, Q094）

アナフィラキシー反応は，重篤な非溶血性輸血副作用である．嗄声・喘鳴・呼吸困難など気道狭窄に伴う症状，低血圧やショックなどの全身症状を伴う重症即時型のアレルギー反応である．患者が IgA あるいはハプトグロビンなどの血漿蛋白質欠損症の場合には，各々の蛋白質に対する同種抗体が原因となる．患者の大多数は頻回輸血患者であり，その半数にじんま疹や発熱などの副作用歴がある．

アフェレーシス（Q029, Q045）

アフェレーシス（成分採血）は，成分採血装置を用いてドナーから全血を採取し，遠心法などで各成分に分離した後，目的とする成分を採取して，残りの血液成分をドナーへ返血する方法である．アフェレーシスはリスクを伴う侵襲的手段であり，施行中はバイタルサインや心電図などの適切なモニターを行い，クエン酸中毒の出現にも注意を払う必要がある．

アルブミン製剤（Q004, Q006, Q036, Q037, Q038, Q084, Q087）

代表的なアルブミン製剤として，5％の等張アルブミン製剤と 20〜25％の高張アルブミン製剤がある．等張アルブミン製剤は，主に出血性ショックや重症熱傷などにおいて，高張アルブミン製剤は，主に低蛋白血症に伴う難治性腹水や胸水の治療に対して使用される．アルブミン製剤には保存剤が含有されていないため，分割使用は禁忌であり，残液は細菌汚染の可能性があるため使用しない．

JCOPY 498-01930

アレルギー反応 (Q025, Q063, Q068, Q088)

アレルギー反応は，皮膚や粘膜に限局した症状を呈する軽症の非溶血性輸血副作用である．瘙痒感を伴う麻疹様発疹，じんま疹，局所性の血管性浮腫，唇・舌・口蓋垂の浮腫，眼窩周囲の瘙痒感，眼瞼結膜の浮腫など，皮膚や粘膜に限局した症状が，輸血中〜輸血終了後4時間以内に出現する．

アンチトロンビン製剤 (Q037, Q060, Q061)

血中アンチトロンビンの欠乏あるいは活性が低下した場合には凝固系優位の状態となり，血栓塞栓症発症の素因となる．アンチトロンビン製剤は，先天性アンチトロンビン欠損症に対する補充療法として，あるいは血中アンチトロンビン活性の低下（70%以下）を伴う播種性血管内凝固（DIC）に対する抗凝固療法として使用される．

異型適合血輸血 (Q052, Q070)

異型適合血は，ABO血液型は同型ではないが，患者に適合する輸血用血液製剤をさす．異型適合血輸血では，赤血球製剤を使用する場合は，A型ではO型，B型ではO型，AB型ではO型よりもA型あるいはB型を優先して輸血することをいう．

移植片対宿主病 (GVHD)

GVHDは，ドナー由来のリンパ球（移植片）が，患者（宿主）を非自己と認識して攻撃する病態である．造血幹細胞移植だけではなく，輸血療法において輸血後移植片対宿主病（PT-GVHD）として発症しうる．新鮮凍結血漿を除く輸血用血液製剤に対して，最低15 Gy，最高50 Gyの条件下で放射線を照射してリンパ球を不活化した放射線照射血の使用が推奨される．

院内血 (Q015)

院内血は，医療機関においてドナーから採血して調製した血液製剤であり，日本赤十字社血液センターから供給される輸血用血液製剤ではない．「輸血療法の実施に関する指針（令和2年3月改正）」において，"日本赤十字社の血液センターからの適切な血液の供給体制が確立されている地域においては，特別な事情のない限り行うべきではない"と明記されている．

院内分割 (Q040, Q100)

　院内分割とは，1回輸血量が少ない小児患者などにおいて，日本赤十字社血液センターから供給される輸血用血液製剤を医療機関内で分割し，同一の献血者に由来する血液製剤を調製することをいう．対象となる血液製剤は赤血球製剤と血小板製剤である．分割バッグの有効期限は，分割される前の元バッグと同じである．

インフォームド・コンセント (Q003, Q055)

　文字通りの意味は，説明を受けた（インフォームド）うえでの同意（コンセント）である．医師は，患者に対して輸血を行うことを決定した後，患者あるいは患者家族に対して，理解しやすい言葉でよく説明し，文書にて同意を得る（輸血同意書の取得）．輸血療法におけるインフォームド・コンセントは，原則として，輸血を行う前に説明して同意を得る必要がある．

ウインドウピリオド (Q015)

　ウインドウピリオド（ウインドウ期）は，病原微生物が感染した初期において，感染症検査による検出が可能になるまでの（検出できない）空白期間をいう．ウインドウピリオドに献血された血液は，感染症スクリーニング検査で陰性と判断され，検査感度未満の濃度の感染性病原体が含まれた輸血用血液製剤が患者に投与される可能性がある．

ウラ検査 (Q007, Q008)

　ウラ検査とは，ABO血液型検査の一部であり，血清中の抗A抗体と抗B抗体を検出する（既知の抗原を用いて未知の抗体を調べる）検査である．具体的には，3%に調製したA_1血球，B血球，O血球各1滴と被験血清各2滴を混合し，試験管をよく振って試薬と検体を混和し，3,400 rpmで15秒間遠心した後，凝集の有無を判定する．試験管法だけではなく，カラム凝集法でも行われる．

エリスロポエチン (EPO) (Q019, Q031, Q044, Q059)

　EPOは，造血のプロセスにおいて，骨髄の後期赤芽球系前駆細胞（CFU-E）に作用して，赤芽球系細胞への分化・成熟を促進し赤血球の産生を亢進させるサイトカイン（造血因子）である．医薬品である遺伝子組換え型EPO製剤は，血液透析患者における腎性貧血に対して投与される．また，貯血式自己血輸血における自己血貯血の際に，採血により貧血が出現した患者に対しても保険適応がある．

JCOPY 498-01930

エルシニア菌 （Q085）

　Yersinia enterocolitica はグラム陰性桿菌で，輸血後細菌感染症を引き起こす代表的な菌種である．菌血症を呈した献血者の血液を介して，汚染された赤血球製剤が患者に輸血され，重篤な敗血症が引き起こされる．赤血球製剤の色調に異常な黒色化が認められた場合には，エルシニア菌による汚染が考えられるので使用してはならない．赤血球製剤を使用する前に，溶血や変色などについて外観を観察してから輸血を開始することが重要である．

オモテ検査 （Q007, Q008, Q070）

　オモテ検査は，ABO 血液型検査の一部であり，赤血球上の A 抗原と B 抗原を検出する（既知の抗体を用いて未知の抗原を調べる）検査である．具体的には，抗 A 血清（青色）と抗 B 血清（黄色）各 1 滴を 3％に調製した被験血球 1 滴と混合し，試験管をよく振って試薬と検体を混和し，3,400 rpm で 15 秒間遠心した後，凝集の有無を判定する．試験管法だけではなく，カラム凝集法でも行われる．

オモテ検査とウラ検査の不一致 （Q007, Q070）

　ABO 血液型検査において，オモテ検査とウラ検査の検査結果が一致しない場合（ランドシュタイナーの法則に従わない）には，判定保留として不一致となった原因を解明する必要がある．赤血球側の要因と血清側の要因がある．

回収式自己血輸血 （Q017, Q019, Q021, Q023, Q046, Q055）

　（術中）回収式自己血輸血は，手術中に術野に出血した血液を吸引した血液，あるいはドレーンから回収した血液を，セルセーバーなどの機器を用いて赤血球を生理食塩水で洗浄し，患者へ返血する方法である．心臓血管手術や整形外科手術など出血量の多い手術において行われるが，消化器系の手術では回収式自己血輸血の適応はない．

解凍赤血球製剤 （Q019）

　赤血球製剤の 1 つで，日本赤十字社血液センターから供給される製剤は，ヒト血液 200 mL あるいは 400 mL から白血球と血漿の大部分を除去した赤血球層に，凍害保護液を加えて凍結保存したものを解凍し，凍害保護液を洗浄除去した後に，赤血球保存用添加液（MAP 液）を混和したものである．2～6℃で貯蔵し，有効期間は製造後 4 日間である．

核酸増幅検査 (NAT) (Q015)

　NAT 検査は，血液中に存在するウイルスの核酸の一部を，試験管内で多量に増幅してそのウイルスを検出する方法である．NAT 検査は，血清学的スクリーニング検査で陰性と判断されたすべての検体を対象として，HBV，HCV，HIV-1/2 について個別 NAT 検査（1 人分の検体毎に検査を行う）が行われており，NAT 陰性が確認された献血血液のみが，輸血用血液製剤あるいは血漿分画製剤の原料として使用される．

獲得性 B (Q007, Q070, Q072)

　獲得性 B は，A 型患者において，B 型様抗原（本来の B 抗原ではない）が出現するために，A 型が "見かけ上 AB 型に変異する" ものである．大腸がんなどによる腸閉塞，あるいはグラム陰性菌による敗血症患者において認められる．あくまでも ABO 血液型検査のオモテ検査における反応であり，ウラ検査では本来の A 型（抗 B 抗体をもつ）であり，オモテ検査とウラ検査の不一致を呈する．

過誤輸血 (Q014, Q017, Q026, Q027, Q040, Q069, Q080, Q082, Q083, Q086, Q089, Q091, Q092, Q093, Q094, Q095, Q097)

　過誤輸血とは，本来，当該患者に必要とされる仕様（製剤種類および輸血単位数）と異なる輸血用血液製剤が輸血される場合をいう．過誤輸血の代表的なものとして，重篤な急性溶血反応を呈する ABO 血液型不適合輸血があるが，RhD 陰性患者に対する RhD 陽性血の輸血，不規則抗体を保有する患者への抗原陽性血の輸血なども含まれる．原因のほとんどはヒューマンエラーによる．

カラム凝集法

　カラム凝集法は，デキストランゲル（ゲル法）あるいはガラスビーズ（ビーズ法）を充填した専用のマイクロチューブと自動輸血検査機器を使用して輸血検査を行う方法であり，従来の試験管法と同様に，赤血球の凝集反応を基本原理としている．カラム凝集法の測定感度は，従来の試験管法とほとんど変わらず，亜型などで認められる部分凝集の判定が容易である．

カリウム吸着除去用血液フィルター (Q028, Q031)

　カリウム吸着除去用血液フィルターは，陽イオン交換樹脂であるポリスチレンスルホン酸ナトリウムにより，カリウムイオンをナトリウムイオンと等量置換するこ

とで，赤血球製剤中の過剰なカリウムを吸着除去する輸血用のフィルターである．患者によって，輸血中に血圧低下やショックなどの重篤な症状が出現する可能性があるので注意が必要である．

顆粒球コロニー刺激因子（G-CSF）（Q045）

　G-CSF は，骨髄の骨髄系前駆細胞に作用して，好中球への分化・成熟を促進し好中球の産生を亢進させるサイトカイン（造血因子）である．医薬品である遺伝子組換え型 G-CSF 製剤は，種々の血液疾患に伴う好中球減少症およびがん化学療法後の骨髄抑制による好中球減少症に対して，好中球を増加させる目的で投与される．

顆粒球輸血（Q029, Q045）

　顆粒球輸血とは，健常人ドナーに顆粒球コロニー刺激因子（G-CSF）を投与して大量の顆粒球（好中球）を採取し，得られた顆粒球製剤を好中球減少症の患者に輸注する輸血療法である．顆粒球製剤は，輸血用血液製剤として日本赤十字社血液センターから供給されないため，顆粒球製剤を院内調製することが可能な輸血部門が設置されていることが前提となる．

間接抗グロブリン試験（IAT）

　間接抗グロブリン試験（間接クームス試験）は，患者の血清中に存在する抗赤血球抗体を，検査用のスクリーニング赤血球で吸収して検出する方法である．間接抗グロブリン試験は，輸血関連検査の不規則抗体スクリーニング検査および交差適合試験において，日常的に行われる検査法である．

感染症スクリーニング検査（Q015）

　感染症スクリーニング検査は，輸血用血液製剤を製造する日本赤十字社血液センターが予備検査を実施している．検査項目として，B 型肝炎ウイルス（HBV）については HBs 抗原・抗 HBs 抗体・抗 HBc 抗体，C 型肝炎ウイルス（HCV）は抗 HCV 抗体，ヒト免疫不全ウイルス（HIV）は抗 HIV-1/2 抗体，ヒト T リンパ向性ウイルス I 型（HTLV-I）は抗 HTLV-I 抗体，梅毒血清反応がある．さらに，血清学的スクリーニング法の陰性検体について，HBV・HCV・HIV-1/2 に対する核酸増幅検査（NAT）を実施している．

寒冷凝集素（Q010）

寒冷凝集素は，体温以下，とりわけ28～31℃の低温において赤血球を凝集させる抗体であり，37℃では凝集させない．IgM型の寒冷凝集素は寒冷凝集素症（CAD），IgG型の寒冷凝集素は発作性寒冷ヘモグロビン尿症において認められるドナート・ランドシュタイナー（DL）抗体が代表的なものである．IgM型自己抗体が赤血球に結合している場合，ABO血液型検査あるいは直接抗グロブリン試験（DAT）において偽陽性反応を認めることがある．

希釈式自己血輸血（Q017, Q024, Q046, Q055）

（術前）希釈式自己血輸血は，全身麻酔下において，手術開始直前に600～1,200 mL の自己血採血を行い，喪失分を代用血漿で補うことで赤血球の喪失を軽減し，術中～手術終了時に返血する方法である．貯血式自己血輸血と比較して新鮮な自己血を確保できるが，手術時間が延長すること，有効性を示す明確なエビデンスがないなどの問題がある．

希釈性凝固障害

手術中の出血による周術期貧血において，赤血球輸血のトリガー値を Hb 値7～8 g/dL とすることが推奨されているが，術中の出血が続いて循環血液量以上の出血が起きた場合には，細胞外液系輸液剤＋赤血球製剤＋アルブミン製剤の成分輸血が行われる．補充されていない血液凝固因子および血小板は，輸液剤などにより希釈されて減少することで希釈性凝固障害が起こる．

規則抗体（Q008, Q014, Q026, Q032, Q051）

規則抗体は，ABO血液型における血清中の抗A抗体と抗B抗体をいう．輸血や妊娠などの免疫刺激によらない自然抗体であり，免疫グロブリンクラスは IgM が主体である．"ヒト血清中には自己のもつ抗原とは反応しない抗体が必ず存在している"というランドシュタイナーの法則に従う．

キメラ（chimera）

キメラ（キメリズム）は，異なる胚に由来する（クローンが異なる）細胞ないし組織が，同一個体内に混在することをいう．血液型キメラは，遺伝的に由来の異なる2種類の赤血球が混在する状態をいう．後天的な原因として，O型以外の患者がO型赤血球の輸血を受けた場合などの異型適合血輸血や，ABO血液型不一致の造

JCOPY 498-01930

血幹細胞移植が行われた場合に認められる.

急性溶血反応 （Q008, Q025, Q026, Q027, Q063, Q088, Q093, Q094）

急性溶血反応は，患者の循環血液中に存在する規則抗体によって起こる急性（即時型）の溶血反応である．大部分はヒューマンエラー（過誤輸血）による ABO 血液型不適合輸血で，輸血開始後 5 分以内に発症することが多い．その特徴は，血管内溶血による著しいヘモグロビン尿とヘモグロビン血漿である．

空気塞栓 （Q023）

空気塞栓は，患者の輸血ルート（輸血用血液製剤～輸血セット～血管）内に大量の空気が混入した場合に起こる重大な合併症であり，一般的な自然落下により輸血を行う場合には発生しない．急速輸血装置を使用する場合や輸血用血液製剤を加圧して輸血する場合には注意が必要である．

クエン酸中毒 （Q029, Q056）

クエン酸中毒は，輸血用血液製剤を大量 / 急速に輸血する場合や成分採血装置を用いたアフェレーシスの際に起きる低カルシウム血症をさす．輸血用血液製剤に使用される抗凝固保存液（CPD）中のクエン酸ナトリウムは，カルシウムイオンをキレートすることで血液凝固カスケードを阻害する．症状として，口唇周囲のしびれやテタニー様症状が出現するが，重篤な場合には，低血圧・循環虚脱・心停止を引き起こす可能性がある．

クリオグロブリン

クリオグロブリンは，試験管内において，0～4℃に冷却すると白濁沈殿ないしゲル化して，37℃（平常体温）では溶解する異常免疫グロブリンである．原発性マクログロブリン血症において多量に産生される IgM は，クリオグロブリンの性質を有している．

クリオプレシピテート （Q046, Q048, Q049, Q053）

クリオプレシピテート（寒冷沈降物）は，凍結保存されている新鮮凍結血漿を 4℃で低温融解した後，遠心分離して沈殿したものである．この分画の主成分は，フィブリノゲン，血液凝固第Ⅷ因子，ヴォン・ヴィレブランド因子，フィブロネクチンなどである．日本赤十字社血液センターから供給されない輸血用血液製剤であ

り，医療機関内の輸血部門において調製する必要がある．

血液型
　赤血球の血液型は，30 種類以上の血液型抗原システムと 300 以上の抗原が同定
されている．血液型抗原は，赤血球の膜上に糖鎖抗原あるいは蛋白抗原として存在
することから，赤血球の血液型は，糖鎖抗原系血液型と蛋白抗原系血液型に大別さ
れる．ABO 血液型は糖鎖抗原系の，Rh 血液型は蛋白抗原系の代表的なものである．
その他の血液型として，Lewis 血液型，Duffy 血液型，Kidd 血液型，Diego 血液型，
Kell 血液型などが重要である．

血液型糖転移酵素　(Q007, Q070, Q072)
　血液型糖転移酵素は，糖鎖抗原系血液型における血液型抗原の生成に重要な酵素
である．ABO 血液型を規定する赤血球の ABH 抗原は，ABO 血液型システムを担
う *ABO* 遺伝子と Hh 血液型システムを担う *H (FUT1)* 遺伝子がコードする異なっ
た糖転移酵素の一連の反応により生成される．

血液型不適合妊娠　(Q042)
　母児間の血液型不適合妊娠は，母体にない胎児の赤血球抗原に対する抗体が，感
作によって母体で産生されることに始まる．母体由来の IgG クラスの抗体は，経
胎盤的に移行して胎児の赤血球抗原と結合し，抗原抗体反応を引き起こして胎児の
赤血球を破壊し，溶血と黄疸などの新生児溶血性疾患を引き起こす．

血液凝固因子製剤　(Q037)
　血漿分画製剤の中で，ヒト血漿中に含まれる血液凝固因子を生化学的手法により
分離・精製した血漿由来凝固因子製剤と，遺伝子組換え技術により純化・精製した
遺伝子組換え型（リコンビナント）凝固因子製剤がある．血友病の治療として，血
液凝固第Ⅷ因子（血友病 A）あるいは第Ⅸ因子（血友病 B）の補充療法を行う．

血液製剤の使用指針　(Q001, Q004, Q005, Q011, Q032, Q040, Q044, Q096, Q100)
　血液製剤の使用指針は，医療現場における輸血用血液製剤の適正使用を推進する
目的で，厚生労働省医薬・生活衛生局から発出されている指針である．輸血療法を
行う医療従事者が遵守すべき指針である．最新のものは平成 31 年 3 月に改正され

た. (https://www.mhlw.go.jp/content/11127000/000493546.pdf)

血管外溶血 (Q010, Q014, Q027, Q051, Q083)

赤血球の細胞膜が, 赤血球抗原に対する抗体や物理的要因などにより傷害を受け, 生理的寿命よりも早く破壊される現象を溶血とよぶ. 血管外溶血は, 遅延性溶血反応で認められ, 主に脾臓において溶血が起こる.

血管内溶血 (Q010, Q025, Q026, Q067, Q069, Q088)

血管内溶血は, 文字通り血管内で起こる溶血であり, 急性溶血反応において認められる. 過誤輸血としてのABO血液型不適合輸血は, 主にヒューマンエラーによって発生する輸血副作用であり, 規則抗体であるIgMクラスの抗A抗体あるいは抗B抗体が不適合赤血球と結合し, さらに補体を活性化して血管内で赤血球が破壊される.

血管迷走神経反応 (VVR) (Q017, Q020, Q055)

VVRは, 採血に伴う副作用・合併症の中で最も頻度が高く, 貯血式自己血輸血における自己血採血においても認められる. 心理的な不安・緊張・ストレスなどを基盤とし, 痛みや脱血に伴う神経生理学的反応が引き金となり, 副交感神経の活動増強による心拍数低下と末梢血管拡張により, 徐脈や血圧低下などの症状が出現する.

血漿交換療法 (Q035, Q036)

体外循環を用いて血液成分の一部 (血漿, 血球) を採取して, 除去あるいは置換することを治療的ヘムアフェレーシスという. 血漿交換療法は, 成分採血により血漿中に存在する何らかの病因物質を除去し, 新鮮凍結血漿あるいはアルブミン製剤などと置換する治療法をいう.

血小板減少症 (Q033, Q034, Q035, Q039, Q048)

血小板減少症は, 血小板数が10万/μL以下に減少した場合をいうが, 臨床症状として出血傾向を呈するのは5万/μL以下に減少した場合である. 種々の病態により血小板減少症が引き起こされるが, 原因別に大別すると, 血小板の産生低下, 血小板の破壊・消費の亢進, 血小板の分布異常が主なものである.

血小板製剤 (Q008, Q032, Q037, Q040, Q041, Q054, Q058, Q062, Q063, Q064, Q076, Q084, Q085, Q086, Q098)

　現行の濃厚血小板 -LR「日赤」は，血液成分採血により白血球の大部分を除去して採取した血小板が血漿に浮遊しており，放射線照射済み製剤である．一般的に，10 単位製剤（約 200 mL, $2.0 \times 10^{11} \leqq$）が多用される．製剤中の白血球数は 1 バッグ当たり 1×10^6 個以下である．調製された血小板濃厚液は，輸血するまで室温（20〜24℃）で水平振盪しながら保存し，有効期間は採血後 4 日間である．

血小板輸血 (Q032, Q033, Q034, Q035, Q039, Q046, Q048, Q052, Q058, Q060, Q061, Q062, Q064, Q076)

　血小板輸血は，血小板の数的減少（血小板減少症）あるいは機能異常による重篤な出血，あるいは出血が予想される病態に対して，血小板成分を補充することにより止血を図り，出血を防止する目的で行われる．活動性出血に対する治療的投与と，急速な血小板減少による重篤な出血を防止するための予防的投与がある．

血小板輸血不応状態 (Q062, Q076)

　血小板輸血不応状態は，血小板輸血後に血小板数が増加しない状態をいう．血小板数が増加しない原因として，抗血小板同種抗体（抗 HLA 抗体）などの免疫学的機序によるものと，発熱，感染症，脾腫，DIC などの非免疫学的機序によるものとがある．対処法として，HLA 適合血小板製剤を使用することになる．

血漿分画製剤 (Q001, Q011, Q037, Q084, Q096)

　血漿分画製剤は，血漿の約 7％ を占める血漿蛋白質の中で，治療上有用であり，その役割を他に代替できない成分を分画・精製し，製剤として製品化したものである．アルブミン製剤，免疫グロブリン製剤，血液凝固因子製剤，アンチトロンビン製剤などがある．

交換輸血 (Q040, Q042, Q096)

　交換輸血は，主に新生児に対して，血中有害物質の除去を目的として，動脈から瀉血（しゃけつ）を，静脈から輸血を，同時あるいは交互に行う緊急的な輸血方法である．新生児溶血性疾患（HDN），敗血症，先天性代謝異常症による高アンモニア血症などで行われる．使用される輸血用血液製剤は，主に合成血である．

交差適合試験 (Q004, Q007, Q011, Q012, Q013, Q014, Q027, Q050, Q051, Q069, Q075, Q083, Q090, Q095)

交差適合試験（クロスマッチ）は，輸血を行うために必要な患者と供血者間の適合性をみる最終的な検査である．患者の血清と供血者の血球を組み合わせる"主試験"と，患者の血球と供血者の血清を組み合わせる"副試験"がある．主試験が陽性となる ABO 血液型の組み合わせをメジャーミスマッチ，副試験が陽性となる ABO 血液型の組み合わせをマイナーミスマッチという．

交差適合試験済み手術用準備血 (Q012, Q013)

ある患者の手術のために準備した"交差適合試験済み手術用準備血"は，その手術が終了するまでは，他の患者に対して使用（転用）できない．手術用準備血について，すべて交差適合試験を済ませて準備すると，手術患者数に応じて輸血用血液製剤が必要となり，輸血部門は膨大な血液在庫を抱えることになる．その場合には，有効期間が過ぎた廃棄血が増加するリスクが高くなる．

膠質浸透圧 (Q038)

膠質浸透圧は，血管内に水を保持する力をさし，血中のアルブミンにより維持されている．低アルブミン血症では，膠質浸透圧が低下するために，水が間質へ移行し，全身性浮腫や血管内脱水を呈する．アルブミン製剤は，急性の低蛋白血症に基づく病態，および慢性の低蛋白血症において，他の治療法では管理が困難な病態を一時的に改善させる目的で使用される．

合成血 (Q042)

合成血は，文字通り O 型赤血球と AB 血漿を合成した赤血球製剤であり，A 型抗原，B 型抗原，抗 A 抗体，抗 B 抗体をすべて含まない輸血用血液製剤である．適応として，ABO 血液型不適合による新生児溶血性疾患（HDN）において，交換輸血の際に使用される．

抗 D 免疫グロブリン製剤 (Q032, Q052)

抗 D 免疫グロブリン製剤は，抗 D ヒト免疫グロブリンを濃縮・精製した特殊免疫グロブリン製剤である．RhD 陰性で抗 D 抗体を保有していない女性に対して，Rh 血液型の D 抗原による感作を抑制する目的で投与する．適応として，分娩後，妊娠 28 週前後，流産後，人工妊娠中絶後，異所性妊娠後などである．すでに感作

されている場合には，抗 D 免疫グロブリンの投与は無効である．

合同輸血療法委員会 （Q006）

　輸血療法委員会は医療機関単位の組織であるが，合同輸血療法委員会は，都道府県単位で組織される委員会である．医療機関によって輸血管理体制や安全対策が様々であることが予想される．日本全体の輸血医療の適正化を進め，輸血の安全性を担保するためには，都道府県内の各医療機関における輸血の実施状況を比較検討し，輸血用血液製剤の適正使用や安全対策の向上を目的とした体制が必要である．

コンピュータクロスマッチ

　コンピュータクロスマッチは，血清学的な（通常の）交差適合試験の代わりに，あらかじめ輸血管理システムに登録された血液型や不規則抗体などの患者情報と，輸血用血液製剤の情報をコンピュータ内で照合し，血液製剤を迅速に出庫するシステムである．必要な要件として，①結果の不一致や製剤の選択が誤っている際には警告する，②患者の血液型が 2 回以上異なる検体により確認されている，③製剤の血液型が再確認されている，④患者が臨床的に問題となる不規則抗体を保有していない，である．

最大手術血液準備量 （MSBOS） （Q012, Q013, Q046）

　MSBOS は，輸血を行う可能性が高い手術において，“交差適合試験済み手術用準備血”の準備量を予測出血量の 1.5 倍以下とすることで，準備量の上限を設定することに主眼をおいた方法である．合併症のない定型的な待機的手術症例を対象として，術式別の平均的な輸血量（T）と準備血液量（C）をあらかじめ調査し，両者の比（C/T）が 1.5 倍以下となる血液量を算出し，交差適合試験を行って準備する方法である．

サイトメガロウイルス （CMV） （Q032, Q098）

　CMV は幼小児期に唾液や尿を介して水平感染し，ほとんどが不顕性感染のかたちで，生涯その宿主に潜伏感染する．CMV 感染症は，健常人が発症することはまれであるが，CMV 抗体陰性の免疫不全患者への輸血用血液製剤を介した CMV 感染症は，間質性肺炎を含め重症化することがある．

自己血輸血 （Q005, Q017, Q055）

自己血輸血は，同種血輸血に伴う副作用・合併症の回避やまれな血液型の血液確保などを目的として，患者自身の血液（血球，血漿）を輸血する治療法である．自己血輸血には（術前）貯血式自己血輸血，（術中）回収式自己血輸血，（術前）希釈式自己血輸血がある．貯血式自己血輸血は，日本において，一般的に行われている自己血輸血である．

瀉血

瀉血（しゃけつ）は，ヒトの血液を体外に排出することで症状の改善を期待する治療法である．古来，病を治すために悪い血を捨て去る瀉血（放血）は，ほとんどの病気で行われていた．現在，瀉血は真性赤血球増加症において基本的な治療であり，ヘマトクリット値 45％を目安に行われる．

宗教的輸血拒否 （Q016）

宗教の自由は基本的人権に含まれるが，宗教によっては輸血拒否を教義に含むものがある（エホバの証人）．最高裁の判例により，信条による輸血拒否が認められ，成人患者が輸血を拒否する場合には，生命に危険が及ぶような状況においても，強制的に輸血を行うことはできない．

周術期輸血

周術期輸血とは，文字通り周術期に行う輸血をさす．周術期とは，手術中だけではなく，手術前後の期間を含めた一連の期間をいう．術前は，必ずしも輸血療法の対象とはならない．手術中の出血による周術期貧血において，赤血球輸血のトリガー値を Hb 値 $7\sim8\,g/dL$ とすることが推奨されている．術後に明らかな活動性出血がなく，全身状態に異常を認めなければ輸血の必要はない．

主試験

主試験は，交差適合試験において患者血清と供血者血球との組み合わせである．主試験において凝集（あるいは溶血）が認められる場合，患者血清中に何らかの赤血球に対する抗体が存在することを意味するので，原則として，輸血を行ってはならない．主試験が陽性となる ABO 血液型の組み合わせをメジャーミスマッチという．

手術血液準備量計算法（SBOE）（Q012, Q013, Q046）

　SBOE は，タイプ&スクリーン（T&S）を前提とした手術用準備血を用意する方法である．患者の術前ヘモグロビン値（A），患者が許容できる輸血開始ヘモグロビン値（B），術式別の平均的な出血量（C）の 3 つの数値から，患者固有の血液準備量を算出する．まず，A−B の値から患者が許容しうる血液喪失量（出血予備量，D）を求める．次に，C と D との差を求め，それを血液準備量として単位数に換算し（200 mL を 1 単位とする），C>D の場合には算定された単位数を四捨五入して整数単位数の"交差適合試験済み手術用準備血"を準備する．C<D の場合には，T&S の対象として手術用準備血を用意する．

手術用準備血（Q011, Q012, Q013, Q023）

　手術用準備血は，輸血の申込みに際して，手術で使用する輸血用血液製剤を準備する依頼方式である．準備血以外の申込みとは異なり，準備しても実際には使用しない可能性がある単位数を含んでいる．手術用準備血に対する輸血準備法として，タイプ&スクリーン（T&S），最大手術血液準備量（MSBOS），手術血液準備量計算法（SBOE）がある．

循環血液量（Q017, Q019, Q044, Q049, Q050, Q062）

　循環血液量は，生体内を循環している血液量をさし，循環赤血球量と循環血漿量の和である．一般的に，循環血液量は以下の式で計算される: 循環血液量（mL）＝体重（kg）×70 mL/kg.

初流血除去（Q085）

　献血者から採血する際に，採血バッグの針を刺した直後に流出する血液（初流血）には，消毒が困難な皮膚毛嚢に存在する細菌や切り取られた小皮膚片がバッグ内に混入する恐れがある．初流血除去とは，輸血後細菌感染症を防止する目的で，採血時に初流血として約 25 mL を別のバッグに採血し，その後に本バッグに採血する方法をいう．

新生児溶血性疾患（HDN）（Q032, Q042, Q043, Q051）

　HDN は，新生児において赤血球の溶血による貧血と黄疸が生じる病態で，血中で上昇した間接ビリルビンが大脳基底核に沈着し重篤な神経学的障害をきたす（核黄疸）．溶血の原因として，母児間の血液型不適合妊娠が多く，原因の約 2/3 を

ABO血液型不適合妊娠が占め，軽症の場合がほとんどである．一方，Rh血液型不適合妊娠では重症となることが多い．

新鮮凍結血漿（FFP）（Q008，Q009，Q028，Q035，Q036，Q037，Q041，Q044，Q046，Q048，Q049，Q052，Q054，Q061，Q070，Q071，Q079，Q084，Q096，Q097）

　FFPは輸血用血液製剤の1つで，血漿因子の欠乏による病態の改善を目的として使用される．特に，血液凝固因子を補充することにより，出血の予防や止血の促進効果を主な目的とする．「血液製剤の使用指針（平成31年3月改正）」において，"融解後直ちに必要量を使用する．直ちに使用できない場合は，2〜6℃で保存し，融解後24時間以内に使用すること"と融解後の使用期限が延長されたが，ただちに使用するという原則は一貫している．

スワーリング（swirling）（Q085）

　スワーリングとは，血小板製剤を蛍光灯などにかざしながらゆっくりと撹拌したとき，品質が確保された血小板製剤では渦巻き状のパターンがみられる現象のことである．輸血を準備する際に輸血用血液製剤の外観検査を行うが，血小板製剤ではスワーリングや異物・凝集塊が混入していないことを確認する必要がある．

成分輸血

　成分輸血は，必要な血液成分（血球，血漿）のみを輸血する輸血療法であり，全血輸血と比較して，必要な血液成分を十分に投与することが可能である．日本赤十字社血液センターから供給される輸血用血液製剤として，赤血球製剤，血小板製剤，新鮮凍結血漿があり，供給されない血液製剤として，自己血製剤，顆粒球製剤などがある．血漿分画製剤は製造業者からの購入が可能である．

赤血球製剤（Q009，Q011，Q022，Q028，Q031，Q037，Q040，Q041，Q042，Q046，Q047，Q052，Q054，Q068，Q071，Q073，Q074，Q075，Q084，Q085，Q086，Q087，Q098，Q100）

　現行の赤血球製剤として赤血球液−LR「日赤」，洗浄赤血球液−LR「日赤」，解凍赤血球液−LR「日赤」，合成血液−LR「日赤」があり，各々について照射済み製剤がある．繁用される赤血球液−LR「日赤」は，容量として400mL全血由来の約280mL（2単位）で，赤血球保存液としてMAP液が添加されている．保存

前白血球除去（LR）が実施されており，製剤中の白血球数は1バッグ当たり1×10^6個以下，2〜6℃で保存し，有効期間は採血後21日間である.

赤血球輸血 (Q008, Q011, Q014, Q027, Q030, Q031, Q032, Q039, Q044, Q057, Q059, Q063, Q068, Q071, Q074, Q083)

赤血球輸血の目的は，急性および慢性の貧血において，貧血の急速な補正を必要とする病態に対して，末梢循環系へ十分な酸素を供給することにある. 赤血球輸血を行う場合，患者の血液型（ABO血液型, RhD血液型）を検査するだけではなく，不規則抗体スクリーニングを行って，患者血清中に不規則抗体が存在するか否かを確認し，最終的に交差適合試験を行う必要がある.

全血輸血 (Q015)

現代の輸血療法は，成分輸血が主体であり，必要な成分のみを効率よく輸血するのが基本である. 現在，日本赤十字社血液センターから供給される全血製剤は，赤血球製剤全体の0.002％程度である. 一般的に，全血製剤が使用される場合は自己血輸血であり，最も一般的な冷蔵保存による貯血式自己血輸血において，400 mLの全血製剤として輸血されることが多い.

洗浄血小板製剤 (Q032)

患者が血漿成分に対するアレルギー反応をもっており，過去の輸血で重篤なアレルギー性副作用が生じた場合には，血漿を除いた洗浄血小板製剤が使用される. 日本赤十字社血液センターから供給される製剤は，発注後に入手できるのが通常の血小板製剤よりも1日遅いため，有効期間は製造後48時間である.

洗浄赤血球製剤 (Q031, Q056)

洗浄赤血球製剤は，汎用される赤血球製剤が5〜20 mLの血漿を含んでいるため，生理食塩液で洗浄し血漿をほとんど除去した製剤である. 血漿成分による副作用を回避する目的で使用する. 血液センターから供給される製剤は放射線照射済みの製剤であり，2〜6℃で貯蔵し，有効期間は製造後48時間である. 輸血部門において，大型遠心機を使用して院内で調製することも可能である.

遡及調査

遡及調査は，患者へ輸血が行われた後に，当該輸血用血液製剤に感染性病原体が

含まれていた可能性が疑われた場合，その血液を提供した供血者の情報，その血液に由来する血液製剤の情報，その血液製剤を輸血された患者の感染についての情報を収集し，科学的に分析・評価することをいう．「血液製剤等に係る遡及調査ガイドライン」が厚生労働省から発出されているので，詳細はガイドラインを参照していただきたい．

胎児輸血 （Q040, Q043）

胎児輸血は，胎児に全血あるいは血液成分を投与する輸血療法である．胎児貧血を原因とする胎児水腫症例において，重症の胎児貧血による胎児の心不全に対する治療法として行われる．胎児の腹腔内に輸血を行う胎児腹腔内輸血と胎児循環系に直接輸血を行う臍帯静脈内輸血がある．胎児輸血では，原則として O 型 RhD （−）の赤血球製剤を使用する．

タイプ＆スクリーン （T&S） （Q012, Q013, Q018）

T&S は，輸血を行う可能性が低いと予測される待機的手術において，"交差適合試験済み手術用準備血"を用意しない方法である．患者の ABO 血液型が確定しており，Rh 血液型が RhD 陽性で，不規則抗体スクリーニングが陰性の場合に，交差適合試験は行わずに輸血用血液製剤を準備（待機）する方法である．

大量輸血 （Q096, Q097）

大量輸血は，日本では 4 時間以内に循環血液量以上の輸血を行う場合と定義される．大量輸血が行われる状況として，出血速度が速いために輸液や輸血による治療が追いつかず，血行動態が不安定となる危機的出血を呈する場合である．大量輸血に伴う主な副作用・合併症として，代謝性アシドーシス，クエン酸中毒，高カリウム血症，低体温，希釈性凝固障害，循環過負荷などがある．

ダブルチェック （Q001, Q080, Q083, Q089, Q090, Q091, Q092, Q095, Q099）

ダブルチェックは，文字通り二重に確認することであり，医療においては 2 人による読み合わせ確認をさし，1 人で行う行為よりも確実性が高いとされている．しかし，2 人が対等に確認を行う場合には主体性が希薄となり，2 人で確認を行っても間違いに気付くことができないことがある．ダブルチェックを行う場合は，1 人は実行者，他の 1 人はセカンドチェッカーとして役割を分担することが重要であ

る.

遅発性溶血反応（DHTR）（Q014, Q027, Q050, Q051, Q083）

DHTR は，患者の循環血液中に存在する不規則抗体により引き起こされる溶血性副作用である．発症時期は輸血後 24 時間以降で，典型的には 3〜14 日で発生する．輸血や妊娠などにより前感作された患者に対して，対応抗原が陽性の赤血球輸血が行われると，抗原刺激により二次免疫応答が刺激されて不規則抗体が急激に増加し，輸血された赤血球と反応して血管外溶血が起こる．日本では，抗 Jk^a，抗 Jk^b，Rh 系抗体（抗 E，抗 c, 抗 C，抗 e）が原因となることが多い．

直接抗グロブリン試験（DAT）（Q010）

直接抗グロブリン試験（直接クームス試験）は，患者赤血球が体内で免疫グロブリンや補体により感作されているか否かを検出する検査である．ヒト血清免疫グロブリンに対するウサギ抗血清（クームス血清）を使用し，赤血球同士を架橋させて凝集を起こすことにより，赤血球膜上に存在する抗体を検出する．

貯血式自己血輸血（Q017, Q018, Q019, Q021, Q023, Q024, Q046, Q056）

（術前）貯血式自己血輸血は，日本では一般的に行われているが，諸外国ではほとんど行われない傾向にある．循環血液量の 15％以上の出血が予測され，手術までに貯血の時間的余裕がある待機的手術において，1 週間以上の間隔をおいて 1 回に循環血液量の 10％あるいは 400 mL を上限としての貯血を行い，周術期に輸血する方法である．

低温エタノール分画法（Q037）

低温エタノール分画法（Cohn 分画法）は，血漿分画製剤の精製法の 1 つである．血漿を低温下において，pH，イオン濃度，温度，蛋白濃度，エタノール濃度を段階的に変えて特定の蛋白質を分離する方法である．血漿分画製剤は，低温エタノール分画法を基本として，病原体の除去，不活化の工程を組み込んだ段階的精製法で分離・製造される．

適正輸血（Q011）

適正輸血は，「血液製剤の使用指針」に準拠した輸血療法を行うこと，および不

要な輸血を行わないことである．輸血療法における医師の役割として，輸血の決定が最も重要であり，輸血を行うために輸血用血液製剤を選択し輸血量を決定することである．輸血用血液製剤の添付文書だけではなく，「輸血療法の実施に関する指針」も遵守する必要がある．

電子照合（Q040, Q080, Q081, Q089, Q091, Q092, Q095, Q100）

　患者の取り違えあるいは血液バッグの取り違えによる過誤輸血を防止するためには，ベッドサイドにおける輸血実施時の照合確認が最も重要である．輸血の実施時は，医師と看護師など2人での読み合わせ確認（ダブルチェック）を行うことが基本である．バーコードを利用した輸血照合システムは，バーコードを印字したリストバンドを患者に装着してもらい，ベッドサイドにおける輸血実施時に，患者リストバンドと血液製剤のバーコードをバーコードリーダー付き携帯端末で読み取り，コンピュータ照合するものである．

同種血輸血（Q017, Q018, Q055）

　同種血輸血は，献血者から採血した血液を原料として製造された輸血用血液製剤を輸血する一般的な輸血療法である．日本赤十字社血液センターから供給される血液製剤として，赤血球製剤，血小板製剤，新鮮凍結血漿がある．同種血輸血には輸血感染症だけではなく，輸血後移植片対宿主病や輸血関連急性肺障害（TRALI）などの免疫学的副作用・合併症，およびヒューマンエラーによる過誤輸血のリスクが存在する．

トレンデレンブルグ体位（Q020）

　トレンデレンブルグ体位は，仰臥位・頭部低位・腰部高位の体位のことで骨盤高位ともいう．しかし，心拍出量は必ずしも増加せず，下肢のみを挙上した水平仰臥位が推奨される．貯血式自己血輸血の自己血採血に際して，発汗や顔面蒼白など血管迷走神経反応（VVR）の初期症状が出現した場合には，採血を中止してトレンデレンブルグ体位をとらせることが重要である．

発熱性非溶血性輸血副反応（FNHTR）（Q056, Q063, Q064, Q088）

　FNHTRは，輸血中～輸血終了後数時間以内に，38℃以上，または輸血前より1℃以上の体温上昇，あるいは悪寒・戦慄のいずれかあるいは両者を認める場合をいう．悪寒・戦慄のみで，発熱を認めない場合もある．輸血用血液製剤中の残存白

血球と患者血液中の抗白血球抗体との抗原抗体反応，および血液製剤の保存中に血液バッグ内で産生されたサイトカインなどが原因として考えられる．現在，すべての輸血用血液製剤に対して保存前白血球除去が実施されており，FNHTR を認めることは少なくなった．

ハプトグロビン製剤

血管内溶血により大量の遊離ヘモグロビンが血液中に放出された場合，血液中のハプトグロビンは消費されて消失する．その結果，過剰の遊離ヘモグロビンは，糸球体を通過して尿中に排泄され（ヘモグロビン尿症），尿細管を障害して腎障害を引き起こす．ハプトグロビン製剤は，血液中の過剰な遊離ヘモグロビンと複合体を形成して肝臓へ運搬することで，溶血による腎障害を防止する目的で投与される．

パラボンベイ表現型（Ah/Bh）

パラボンベイ表現型は，赤血球の H 抗原は発現していないが，A 抗原と（あるいは）B 抗原が極微量発現している血液型である．常染色体劣性遺伝形式に基づき，機能しない H 遺伝子のホモ接合体（hh）であるが，機能を有する分泌遺伝子（Se）の少なくとも 1 つが発現する遺伝子変異による．パラボンベイ表現型の患者に対して輸血を行う場合は，O 型赤血球（H 抗原をもつ）は輸血できず，ボンベイ表現型（H 抗原をもたない）の血液のみが輸血可能である．

汎血球凝集反応（PA）

汎血球凝集反応は，赤血球膜抗原の異常により，血液型とは無関係に，ほとんどすべての成人血清と非特異的な凝集反応を起こす現象である．潜在抗原である T 抗原（T，Th，Tk，Tx，Tn など）は，通常，N-アセチルノイラミン酸（シアル酸）などに覆われており，赤血球表面には露出していない．PA は，ABO 血液型検査におけるオモテ試験とウラ試験の不一致および交差適合試験の副試験において，非特異的な凝集反応として発見されることが多い．

ヒト T リンパ向性ウイルス I 型（HTLV-I）（Q041）

HTLV-I は，成人 T 細胞白血病／リンパ腫（ATLL）や HTLV-I 関連脊髄症（HAM）などの原因ウイルスである．HTLV-I はヒト T 細胞に感染するが，感染者の大多数は無症候性キャリアであり，感染者のうち少数が発症する．感染ルートは，母乳中のリンパ球を介する母子感染，夫婦間感染，輸血である．献血者の予備

検査において，HTLV-I 抗体検査が実施されている．

ヒトパルボウイルス B19

　ヒトパルボウイルス B19 は，ヒトに感染が成立すると赤芽球系前駆細胞内で増殖して伝染性紅斑，先天性赤芽球癆，胎児水腫を引き起こす．飛沫による経気道感染が一般的であるが，輸血用血液製剤や血漿分画製剤を介しても感染する．献血者の予備検査において，CLEIA 法による抗原検査が行われている．

ヒト免疫不全ウイルス（HIV）

　HIV は，後天性免疫不全症候群（AIDS）の原因ウイルスであり，主な標的細胞であるヘルパー T 細胞が減少することにより細胞性免疫機構の破綻をきたす．HIV は体液や血漿成分を介して感染し，感染経路は性行為，母子間，血液である．輸血用血液製剤を介した感染を防止するため，献血者の問診，予備検査として HIV-1/2 抗体検査に加え，核酸増幅検査（個別 NAT）を実施している．

非分泌型（se 型）

　ABO 血液型の ABH 抗原は，赤血球上に発現しているだけではなく，唾液など体液中にも存在する（ABH 型物質）．非分泌型は，分泌遺伝子である *FUT2* 遺伝子の変異（*se* のホモ接合体，*se/se*）により遺伝子活性が不活化すると，ABO 型物質は唾液など体液中に分泌されなくなる．日本人の約 25％は非分泌型である．

フィブリノゲン製剤（Q048, Q049, Q053）

　血中フィブリノゲン濃度が 100 mg/dL 以下に減少すると出血傾向を呈することから，フィブリノゲン濃度を維持することは出血をコントロールするうえで重要である．現時点で，フィブリノゲン濃縮製剤は，先天性低フィブリノゲン血症に対してのみ保険適用がある．

フィブリン糊

　フィブリン糊は，フィブリノゲン濃縮製剤にトロンビンなどを添加してフィブリンに変化させ，フィブリンが重合して糊状になったゲル状の物質をいう．組織接着剤として，手術において，創部の縫合面あるいは切断面からの血液や体液の漏れを防ぐために，縫合時の穴や組織の間隙を埋めて閉鎖する目的で使用される．

不規則抗体 （Q011, Q014, Q027, Q050, Q051, Q068, Q070, Q071, Q083）

　不規則抗体は，ABO 血液型以外の血液型の赤血球抗原に対する抗体をさし，主に，輸血や妊娠などの免疫感作により産生される免疫抗体（主に IgG クラス，胎盤通過性あり）と，まれではあるが免疫感作によらない自然抗体（主に IgM クラス，胎盤通過性なし）がある．免疫抗体は，しばしば遅延性溶血反応や新生児溶血性疾患を引き起こすため臨床的に重要である．

不規則抗体スクリーニング （Q008, Q014, Q018, Q027, Q051, Q083）

　不規則抗体スクリーニングは，37℃反応性の（臨床的に意義のある）間接抗グロブリン試験で陽性となる不規則抗体を検出する方法である．低頻度抗原に対する抗体は，通常検出されない．不規則抗体スクリーニングが陽性の場合は抗体の同定検査を行い，その抗体が臨床的に副作用を起こし得る場合は，該当する抗原を含まない輸血用血液製剤を選択して交差適合試験を行う．

副試験

　副試験とは，交差適合試験の一部であり，患者の血球と供血者（献血者）の血清との組み合わせである．日本赤十字社血液センターでは，すべての原料血液に対して不規則抗体スクリーニング検査を実施して，輸血副作用に関係する抗体を保有する血液は除外している．副試験が陽性となる ABO 血液型の組み合わせをマイナーミスマッチという．

不適合輸血 （Q025, Q026）

　不適合輸血は，同種血輸血において，血液型の異なる輸血用血液製剤の輸血が行われたことをいい，過誤輸血とほぼ同義である．過誤輸血の代表的なものとして，重篤な急性溶血反応を呈する ABO 血液型不適合輸血があるが，RhD 陰性患者に対する RhD 陽性血の輸血，不規則抗体を保有する患者への抗原陽性血の輸血なども含まれる．原因のほとんどはヒューマンエラーである．

部分凝集

　通常の反応系において赤血球と抗体を反応させた場合，凝集しない赤血球の中に一部凝集した赤血球が混在している状態をいう．亜型，異型輸血，ABO 血液型不適合造血幹細胞移植，血液型キメラなどで認められる．カラム凝集法において，一般的な試験管法と比較して，部分凝集の判定が容易である．

JCOPY 498-01930

分泌型（Se 型）

ABO 血液型の ABH 抗原は，赤血球上に発現しているだけではなく，唾液など体液中にも存在する（ABH 型物質）．分泌遺伝子である *FUT2* 遺伝子（*Se*）は，ABH 型物質の体液中への分泌を決定する重要な遺伝子であり，分泌型は *FUT2* 遺伝子をもつ個体（*Se/Se* あるいは *Se/se*）をさし，ABO 型物質が唾液など体液中にも分泌される．日本人の約 75％は分泌型である．

ヘモビジランス（Q099）

輸血療法において，輸血副作用・合併症の実態を把握し，その対策を実践することは重要である．国際的にヘモビジランス（血液監視）という体制が確立している．ヘモビジランスの目的は，献血の段階から輸血された患者の追跡調査までの全過程を監視して，その原因を分析・評価することにより，適切な対応策を示して被害の拡大を防ぐことにある．

変異型クロイツフェルトヤコブ病（vCJD）

vCJD は，ウシの牛海綿状脳症（BSE）に汚染された牛肉を経口摂取したヒトにおいて，BSE がヒトに感染したプリオン病とされている．献血者が vCJD に罹患している場合，BSE 由来の異常プリオンが輸血により感染する可能性があり，英国では輸血用血液製剤を介して感染した vCJD が報告されている．

放射線照射血（Q009, Q028, Q093）

放射線照射血は，文字通り，放射線照射済みの輸血用血液製剤をいう．輸血後移植片対宿主病（PT-GVHD）を防止する目的で，新鮮凍結血漿を除く輸血用血液製剤に対して，15 Gy 以上 50 Gy 以下の放射線を照射したものである．日本では，輸血を行うすべての患者に対して，放射線照射済みの輸血用血液製剤を使用することが推奨される．

保存前白血球除去（Q056, Q063, Q098）

輸血用血液製剤の製造工程において，血液バッグに白血球が残存することは避けられない．保存前白血球除去は，日本赤十字社血液センターが，輸血用血液製剤を調製して保存する前に，白血球除去フィルターを使用して白血球除去（実際には減少させる）を行う方法であり，血液製剤 1 バッグに含まれる白血球数は 1×10^6 個以下である．

ボンベイ表現型（Oh）（Q070）

ボンベイ表現型は，赤血球の H 抗原，A 抗原，B 抗原が発現していない血液型で，日本人ではきわめてまれである．常染色体劣性遺伝形式に基づき，機能しない *H* 遺伝子（*hh*）と分泌（*Se*）遺伝子（*sese*）のホモ接合体である．血清中には抗 A 抗体，抗 B 抗体，抗 H 抗体が規則抗体として保有しているので，ボンベイ表現型の患者に対して O 型赤血球（H 抗原をもつ）は輸血できず，ボンベイ表現型（H 抗原をもたない）の血液のみが輸血可能である．

マイナーミスマッチ（Q076）

マイナーミスマッチ（マイナー ABO 不適合）は，輸血あるいは造血幹細胞移植において，交差適合試験の副試験が陽性となる（凝集する）ABO 血液型の組み合わせをいう．

未照射血（non-irradiated blood component）

未照射血とは，放射線照射を行っていない輸血用血液製剤をいう．日本において，輸血を行うすべての患者に対して，輸血後移植片対宿主病（PT-GVHD）を防止する目的で，放射線照射血を使用することが推奨されている．日本赤十字社血液センターから供給される赤血球製剤および血小板製剤は，放射線照射済みの血液製剤が供給される．

無償献血

血液あるいは血液成分を自由意志により提供し，報酬（現金ないし換金しうるもの）を求めない献血をいう．ほとんどの先進国では無償献血が一般的である．

無症候性キャリア

不顕性感染は，細菌やウイルスなどの病原微生物に感染後，感染症状を発症しない状態をいい，感染から発症までの期間を潜伏期という．無症候性キャリアとは，ウイルス感染において，不顕性感染のまま発症せず，一見すると異常がないようにみえるがウイルスを保有している場合をいう．

メジャーミスマッチ

メジャーミスマッチ（メジャー ABO 不適合）とは，輸血あるいは造血幹細胞移植において，交差適合試験の主試験が陽性となる（凝集する）ABO 血液型の組み

合わせをいう.

免疫グロブリン製剤 （Q037, Q084）

　免疫グロブリン製剤は，ヒト血漿中のガンマグロブリン分画を分離・精製した製剤である．IgG が主体で，多様な抗原に対するポリクローナルな抗体を含んでおり，ウイルスや毒素に対する不活化・中和作用，細菌に対するオプソニン作用・溶菌作用，免疫修飾作用などがある．通常のプール血漿を分離・精製した標準免疫グロブリン製剤と特定の疾患に対して高力価の抗体をもつ血漿を集めて分離・精製した特殊免疫グロブリン製剤に大別される.

輸血依存性 （Q039）

　輸血依存性は，血液疾患や造血器腫瘍において治療が奏効しない場合に，正常造血が回復せずに骨髄機能不全を呈し，生体機能を維持するために輸血療法が必要となる状態をいう．一般的に，赤芽球系造血が抑制されている場合や不応性貧血において，赤血球輸血が必要となる場合に使用されることが多い．輸血依存性に陥った場合には，長期間にわたって赤血球輸血を繰り返さざるを得ないことが多く，鉄過剰症をきたす.

輸血感染症 （Q037, Q093）

　輸血感染症は，輸血用血液製剤および血漿分画製剤を介して，献血者が保有する感染性病原微生物が患者へ伝搬する感染症をいう．輸血感染症を防止するためには，予備検査において精度の高い感染症スクリーニング検査を行うことが重要である．ウインドウピリオドに献血された血液を原料とした輸血用血液製剤は，輸血感染症を引き起こす可能性が高いことから，血清学的反応を基盤とする検査に加え，個別 NAT が実施されている.

輸血関連急性肺障害 （TRALI） （Q063, Q064, Q066, Q068, Q088, Q093）

　TRALI は，輸血中または輸血後 6 時間以内に，急性の呼吸困難で発症する非心原性肺水腫であり，低酸素血症と胸部 X 線像における両肺野の浸潤影を特徴とする．輸血随伴循環過負荷 （TACO） および他の原因を除外する必要がある．TRALI は，女性の献血者 （経産婦，妊娠経験のある女性） から採血された血液を原料とした血小板製剤や新鮮凍結血漿で発生しやすい.

輸血関連検査 (Q001, Q002, Q004, Q011, Q080, Q099)

　輸血を行うために必要な輸血関連検査として，血液型検査，不規則抗体スクリーニング，交差適合試験がある．赤血球輸血を行う場合，血液型では ABO 血液型と Rh 血液型（最も抗原性が強い D 抗原のみ）を一致させ，不規則抗体スクリーニングを行って不規則抗体が反応する抗原を除外し，さらに，不規則抗体スクリーニングでは検出しえない低頻度抗原による副作用を回避する目的で交差適合試験を行う．

輸血後移植片対宿主病 (PT-GVHD) (Q009, Q028, Q037, Q090, Q093, Q098)

　PT-GVHD は，輸血用血液製剤中に残存する献血者に由来するリンパ球（移植片）が，患者に輸血された後，異物として排除されずに患者体内で増殖し，患者組織を攻撃する病態である．献血者が HLA 抗原のホモ接合体で，患者がこの抗原のヘテロ接合体の組み合わせの場合，免疫不全がなくとも PT-GVHD が発症する．輸血を行うすべての患者に対して放射線照射血の使用が推奨される．

輸血後細菌感染症 (Q063, Q064, Q085)

　輸血後細菌感染症は，輸血用血液製剤に混入した細菌により引き起こされる致死的合併症（敗血症）である．原因の多くは，献血者が菌血症であった場合，あるいは採血時の穿刺の際に皮膚の常在菌が採血血液に混入するものである．後者の対策として，初流血除去が実施されている．赤血球製剤ではエルシニア菌，血小板製剤（室温で振盪保存）では表皮ブドウ球菌が問題となる．

輸血後鉄過剰症 (Q039, Q057, Q068)

　二次性鉄過剰症の原因として，長期の赤血球輸血が代表的なものである（輸血後鉄過剰症）．ヒトでは過剰な鉄の排出機構は存在しないため，赤血球輸血により体内に入った過剰の鉄は，生体内に沈着して鉄過剰症を引き起こす．体内に蓄積した鉄は，肝臓，心臓，膵臓，甲状腺，性腺などにおいてフリーラジカルを産生し，肝硬変，心不全，糖尿病などの臓器障害を引き起こす．

輸血随伴循環過負荷 (TACO) (Q066, Q068, Q088, Q093)

　TACO は，輸血に伴って起こる循環負荷による心不全であり，輸血後 6 時間以内に，呼吸困難を主徴として発症するため，輸血関連急性肺障害（TRALI）との

鑑別を必要とする. 大量の輸血を行った場合だけではなく, 実際の輸血量がそれほど多くなくても, 付随する輸液により循環過負荷が潜在的に生じている場合に, 輸血を契機として心不全が発症する.

輸血責任医師 (Q005, Q056)

輸血責任医師は, 輸血業務の全般について, 実務上の監督および責任を持つ医師である. 輸血関連の十分な知識を備え, 副作用などのコンサルテーションに対応できる医師であり, かつ輸血部門の管理運営を担い, 病院内の輸血体制の整備を遂行する医師とされている. 日本輸血・細胞治療学会の認定医・指導医であることが望ましい.

輸血セット (Q080, Q084, Q090)

輸血セットは, 輸血用血液製剤中に存在する凝集塊を除去するためのフィルター (濾過器) が付いた輸血器具であり, 1回限り使用のディスポーザブル製品である. 輸血セットには, 赤血球製剤に使用する通常の輸血セットと血小板製剤に使用する血小板輸血セットがある. 血漿製剤は, いずれのセットを使用しても良いが, 一般の点滴セットは用いない. アルブミン製剤や免疫グロブリン製剤などの血漿分画製剤は, 輸液用の点滴セットを使用する.

輸血速度

輸血を行う場合は原則として緩徐に開始する. 成人に輸血を行う場合, 通常, 輸血開始後 10～15 分間は 1 mL/分程度で行い, 異常がないことを確認し, その後は 5 mL/分程度で行う. 原則として, 1 回の輸血は 6 時間以内に終了するように行う. 輸血セットでは, 滴数が 20 滴で約 1 mL になるように統一されている.

輸血同意書 (Q001, Q003)

インフォームド・コンセントを参照.

輸血による免疫修飾現象 (TRIM)

輸血による免疫修飾現象とは, 同種血輸血による免疫抑制作用をさす. 術後感染症, がんの増殖・再発, 死亡率などと同種血輸血との関連性は, 明確には示されておらず, TRIM の存在そのものを疑問視する意見もある.

輸血の申込み （Q001, Q011, Q018）

　医師は，輸血部門に輸血用血液製剤（製剤種類と単位数）の依頼を行う．輸血用血液製剤の使用目的（輸血の実施場所）により，手術用準備血と準備血以外に大別される．輸血の依頼は，血液製剤の適正使用と密接な関連がある．輸血部門は，医師による輸血の依頼が，「血液製剤の使用指針」に沿った依頼であるかのチェックを厳密に行うべきである．

輸血の決定 （Q001, Q011, Q080）

　輸血療法は，医師による輸血の決定（適応の是非）に始まるが，ミスが起きやすいポイントの1つである．患者にとって輸血療法が有効である，輸血療法以外に代替療法がない，輸血療法の副作用・合併症のリスクよりも輸血を行う利点が上回ることなどを考慮して，輸血療法を行う決定をする．輸血療法はリスクを伴う治療法であり，必要最小限の輸血量を行うことが重要である．

輸血の実施 （Q001, Q080, Q089, Q090, Q091, Q092, Q099）

　輸血の実施時は，原則として，医師と看護師など2人による読み合わせ確認（ダブルチェック）を行う．読み合わせ確認に加えて電子照合を併用することも推奨される．過誤輸血以外の重篤な急性輸血副作用を見逃さないために，輸血開始前に，患者のバイタルサインを測定する．輸血開始後5分間および15分間は，患者の状態を厳重に観察する必要がある．

輸血の準備 （Q001, Q080, Q090）

　輸血実施部署において，看護師は，届いた輸血用血液製剤が当該患者に準備されたものであることを確認するために，受け入れ時の確認を行う．交差試験適合票の記載事項と輸血用血液バッグの本体および添付伝票とを照合し，該当患者に相違ないことを2人で交互に声を出し合って読み合わせ確認を行う．輸血の準備は1回に1患者ごとに行う．

輸血のリスク

　輸血のリスクは，輸血用血液製剤が本来持っているリスクと輸血療法を行う過程において発生するリスクに大別され，輸血用血液製剤が持っているリスクは輸血感染症と免疫学的副作用・合併症に分けられる．感染症スクリーニング検査を実施しているが，輸血感染症のリスクはゼロではない．輸血用血液製剤に残存する献血者

 JCOPY 498-01930

に由来するリンパ球や血漿成分は，免疫学的副作用・合併症を引き起こす．輸血療法の過程で発生するリスクは，医療機関において，主にヒューマンエラーにより引き起こされる過誤輸血が代表的なものである．

輸血部門 (Q001, Q002, Q011, Q012, Q019, Q022, Q045, Q046, Q051, Q055, Q056, Q065, Q073, Q074, Q080, Q086, Q090, Q095, Q096, Q097, Q099, Q100)

輸血部門は，輸血関連検査を行うだけではなく，日本赤十字社血液センターから供給される輸血用血液製剤の入庫・保管管理・出庫を行い，患者に輸血された後の副作用・合併症の把握まで，院内の輸血療法を俯瞰する立場にある．輸血部門は臨床検査部門の一部ではなく，一元管理された独立した部署として機能することで，初めて輸血療法全体を俯瞰することができる．

輸血前監査 (Q011)

輸血前監査とは，輸血実施前に，医師が輸血部門へ輸血の依頼を行う際に，申し込み内容が適正であるか否かを判断して，適正でないと判断された場合にはその時点で修正を行う．医師に対する輸血教育という観点からみた場合，輸血後の監査ではインパクトが弱いことは否めない．輸血部門による輸血前監査は，適正輸血を推進する上で必要不可欠な業務と考えられる．

輸血用血液製剤 (Q001, Q004, Q006, Q009, Q011, Q012, Q014, Q015, Q022, Q028, Q029, Q032, Q037, Q040, Q041, Q042, Q055, Q074, Q083, Q084, Q085, Q086, Q087, Q090, Q093, Q097, Q098)

輸血用血液製剤は，ヒトの血液を原料として製造された医薬品の総称である．日本赤十字社血液センターから供給される輸血用血液製剤（同種血製剤）には，全血製剤（限定的な使用），赤血球製剤・血小板製剤・新鮮凍結血漿などの血液成分製剤（一般的な使用）がある．また，血漿分画製剤がある．

輸血用血液製剤の供給体制

日本赤十字社血液センターにおいて製造された輸血用血液製剤は，医療機関の輸血部門からの発注を受けて供給される．供給体制は地域事情により異なるが，日本赤十字社血液センターが製剤の供給を直接行う直配体制と供給のみを業者（東京都であれば献血供給事業団）が行う配送業務委託があり，24時間365日の供給を行っ

ている.

輸血用血液製剤の製造過程

　輸血用血液製剤の製造において，献血者からの採血に際しては，輸血後細菌感染症を防止する目的で初流血除去が行われている．予備検査として感染症スクリーニング検査が陰性の血液（個別 NAT 陰性）を原料として，種々の成分の輸血用血液製剤が製造される．採血された血液は，まず製造に入る前に白血球除去フィルターを用いて保存前白血球除去が行われている．

輸血用血液製剤の選択（Q001）

　医師が輸血を行う決定をした場合，まず，患者の臨床症状がどの血液成分の不足に起因するものであるかを判断する必要がある．成分輸血は，患者に不足している血液成分（血球，血漿）のみを輸注する輸血療法の基本的な考え方である．輸血用血液製剤には，各々に特定の使用目的がある．「血液製剤の使用指針」に基づいて，適切な製剤種類と輸血量を決定すべきである．

輸血用血液製剤の入庫・保管管理・出庫（Q002, Q099）

　日本赤十字社血液センターから供給される輸血用血液製剤は，輸血部門において，「血液製剤保管管理マニュアル」に基づいて適正な保存条件で保管管理を行う．「輸血療法の実施に関する指針」において，"輸血用血液の保管・管理は，院内の輸血部門で一括して集中的に管理するべきである"とされている．

輸血量の決定（Q001）

　輸血療法に際して，医師は，患者へ投与すべき輸血用血液製剤を選択した後，実際に投与する輸血量を決定する．血液検査と臨床症状から患者の状態を把握し，患者の現在値（検査値）と改善させうる目標値を設定し，循環血液量を勘案して輸血量を決定する．患者ごとに輸血の目標値を設定することが重要である．心不全を有する患者の場合，新鮮凍結血漿や血小板製剤など血漿を含む血液製剤の投与量には注意が必要である．

輸血療法委員会（Q002, Q004, Q005, Q006, Q012）

　輸血療法委員会は，輸血を実施する医療機関において，輸血療法を適切に実施するために，病院全体で連携して運営する委員会である．「輸血療法の実施に関する

JCOPY 498-01930

指針」において，輸血管理体制の在り方として，輸血療法委員会の設置が推奨されている．委員会のメンバーは，病院管理者および輸血療法に関わる各職種（医師，看護師，臨床検査技師，薬剤師，病院事務担当者など）から構成される．

輸血療法に関連する診療報酬

輸血療法に関連する診療報酬として，輸血管理料（管理加算），検査料，輸血手技料（輸血料），薬剤料（輸血用血液製剤と血漿分画製剤），注射料，放射線照射料，自己血液採取料がある．診療報酬体系において，輸血は手術のカテゴリーに分類される．新鮮凍結血漿（FFP）は，アルブミン製剤と同様に点滴注射薬として取り扱われるため，輸血手技料を算定できない．

輸血療法の実施に関する指針（Q004, Q005, Q008, Q015, Q017, Q023, Q024, Q073, Q074, Q081, Q082, Q083, Q086, Q089, Q090, Q091, Q092, Q093, Q097）

「輸血療法の実施に関する指針」は，輸血療法において最も基本的な遵守すべき指針であり，安全かつ適正な輸血医療を実践する上で遵守すべき輸血実施管理体制の在り方が示されている．最新の指針は以下参照していただきたい．（https://www.mhlw.go.jp/content/11127000/000619337.pdf）

ランドシュタイナーの法則（Q007）

ランドシュタイナーの法則とは，ABO血液型の発見者であるランドシュタイナーの名を冠した法則であり，"ヒト血清（血漿）中には自己のもつ抗原とは反応しない抗体が必ず存在している"というものである．

リストバンド（Q081）

リストバンドは，患者の手首に装着するプラスチック製のバンドで，氏名，生年月日，患者ID番号，血液型などが印字されている．医療行為を行う上で最も重要なことは，医療行為の対象が当該患者であることを確認することである．患者誤認を防止する目的でリストバンドを使用することは，輸血療法に限らず，あらゆる医療行為において有用である．

ABO 血液型 (Q004, Q007, Q008, Q010, Q011, Q014, Q018, Q032, Q051, Q070, Q071, Q072, Q075, Q090)

　ABO 血液型は糖鎖抗原系血液型の代表的なものである．赤血球には，基本抗原としてA抗原，B抗原，H抗原があり，血清中には，規則抗体として抗A抗体，抗B抗体が存在している．ABO 血液型は，A，B，O，AB の4つの基本形に分類され，日本人における出現頻度は，A，O，B，AB 型の順におよそ4：3：2：1の割合である．原則として，ABO 血液型を一致させて輸血を行う．

ABO 血液型検査 (Q007, Q008, Q010, Q070, Q095)

　ABO 血液型を検査する場合，赤血球上のA抗原とB抗原を検出するオモテ試験（既知の抗体を用いて未知の抗原を調べる），および血清中の抗A抗体と抗B抗体を検出するウラ試験（既知の抗原を用いて未知の抗体を調べる）を行って，両検査の結果が一致したときに血液型を判定する．ABO 血液型検査は，1回の検査結果では確定できず，異なるタイミングで採血された2つの検体を用いて検査を行い，結果が一致した場合に患者の ABO 血液型が確定される．

ABO 血液型の変異 (Q007, Q072)

　白血病や固形がんなどの悪性腫瘍患者において，赤血球の抗原性が減弱することにより血液型が変異することがある．後天的な要因により，糖転移酵素活性の低下による抗原決定基の減少が赤血球の抗原性減弱を引き起こし，遺伝的な要因による亜型（あがた）に類似した機序によると考えられる．一方，抗原性が増加する血液型変異例として獲得性Bがある．

ABO 血液型不適合輸血 (Q025, Q026, Q063, Q088, Q093)

　ABO 血液型不適合輸血は，過誤輸血のなかで患者を死に至らしめる可能性がある重大な輸血副作用・合併症である．ABO 血液型が一致しない輸血（O型赤血球製剤と AB 型新鮮凍結血漿を除く）が行われた場合には，輸血した赤血球が患者血漿中の規則抗体で破壊されるか，輸血した血漿が患者赤血球を破壊することで，臨床的に重篤な症状をもたらす．

B 型肝炎ウイルス（HBV）

　HBV は血液や体液を介してヒトからヒトへ感染するが，出生時の母子感染（垂直感染）と成人の初感染（水平感染）では自然経過が大きく異なる．献血者に対する感染症予備検査において，血清学的検査（HBs 抗原，抗 HBs 抗体，抗 HBc 抗体）に加え，核酸増幅検査（個別 NAT）を実施して，ウイルス陽性の献血血液を輸血用血液製剤の原料から排除している．

C 型肝炎ウイルス（HCV）

　HCV は，血液を介してヒトからヒトへ感染する．感染経路として，以前は輸血による感染が多かったが，現在では，医療従事者による針刺し事故，ピアスの穴あけ，刺青などが問題となる．献血者に対する感染症予備検査において，HCV 抗体検査に加え，核酸増幅検査（個別 NAT）を実施して，ウイルス陽性の献血血液を輸血用血液製剤の原料から排除している．

C/T 比（crossmatch/transfusion ratio）

　手術用準備血において，準備法の効率性をみる指標である．交差適合試験を済ませて準備された血液単位数（C）と実際に輸血された単位数（T）の比であり，数字が 1 に近ければ理想的である．数字が 1 より大きいほど，実際の使用数よりも準備数が多く，無駄な交差適合試験を行っていることになる．

D--（ディー・バー・バー）型

　D-- は，Rh 血液型において，RhC/c 抗原と RhE/e 抗原の両方を欠失したまれな血液型である．日常の Rh 血液型検査では，D 抗原のみを対象に検査を行っているので，D-- は通常の RhD 陽性と判断される可能性がある．D-- の患者に通常の RhD 陽性血を輸血すると，容易に抗 C 抗体，抗 c 抗体，抗 E 抗体，抗 e 抗体が産生され，これらの抗体すべてが産生された場合には血液製剤は D-- のみ適合となり，適合血の入手が困難となる．

DEL 型（D elution phenotype）

　DEL は，Rh 血液型における D variant の 1 つである．D 抗原が weak D よりもさらに減少し，抗 D 抗体による吸着解離試験によってのみ D 抗原が検出されるものをいう．RhD 蛋白の膜内あるいは膜貫通部のアミノ酸変異が認められる．日本人の RhD 陰性者の約 10% が DEL である．

Diego 血液型 (Q051)

　Diego 血液型は，蛋白抗原系血液型であり，2つの主要抗原である Di^a 抗原と Di^b 抗原により，Di(a+b-)，Di(a+b+)，Di(a-b+) の3つの表現型に分類される．Di^a 抗原は，蒙古系民族やアメリカインディアンが多く保有し，日本人では約10%が陽性である．抗 Di^a 抗体と抗 Di^b 抗体は，ほとんどが IgG 抗体であり，重篤な溶血性副作用と新生児溶血性疾患を引き起こす．

Duffy 血液型 (Q051)

　Duffy 血液型は，蛋白抗原系血液型であり，2つの主要抗原である Fy^a 抗原と Fy^b 抗原により，Fy(a+b-)，Fy(a-b+)，Fy(a+b+)，Fy(a-b-) の4つの表現型に分類される．Duffy 抗原は三日熱マラリアのレセプターである．抗 Fy^a 抗体は，溶血性副作用の原因となる．

D variant

　Rh 血液型において，D variant は，抗 D モノクローナル抗体に対する反応性から，RhD 陽性と RhD 陰性の中間的な存在で，抗原エピトープが欠失して抗原性が変化した D 抗原が，量的にも減少している "weak partial D" あるいは "partial weak D" である．

HLA 適合血小板製剤 (Q076)

　HLA 適合血小板製剤は，血小板減少症の患者において，抗 HLA 抗体を保有するために通常の血小板製剤では効果がみられない場合（血小板輸血不応状態）に適応となる血小板製剤である．患者の HLA 型に適合する献血者（予め登録）から，HLA 適合血小板輸血では HLA 型を優先するために，ABO 血液型不適合の血小板製剤を輸血する場合がある．

I & A

　I & A（輸血機能評価認定）とは，日本輸血・細胞治療学会の輸血機能評価認定制度（I & A 制度）において，各医療施設で適切な輸血管理が行われているか否かを第三者（I & A 制度視察員）によって点検（I）し，認証（A）するシステムである．点検を受ける輸血部門が，安全な輸血療法を実践する体制および適正輸血を実践する体制が構築されている必要がある．

Kell 血液型 （Q051）

Kell 血液型は，蛋白抗原系血液型であり，5組の対立抗原（K/k, Kp^a/Kp^b/Kp^c, Js^a/Js^b, K17/K11, K24/K14）と，14種類の高頻度抗原と7種類の低頻度抗原から構成され，多くの抗原は1アミノ酸置換による．Kell 抗原は免疫原性が強く，重篤な溶血性副作用や新生児溶血性疾患を引き起こす．

Kidd 血液型 （Q051）

Kidd 血液型は，蛋白抗原系血液型であり，2つの主要抗原である Jk^a 抗原と Jk^b 抗原により，Jk(a+b-)，Jk(a-b+)，Jk(a+b+)，Jk(a-b-) の4つの表現型に分類される．ヒト赤血球尿素輸送体（HUT11）蛋白は，Kidd 抗原と同一蛋白である．抗 Jk^a 抗体と抗 Jk^b 抗体は，ほとんどが IgG 抗体であり，遅延性溶血反応を生じる重要な抗体である．

Lewis 血液型 （Q010, Q026）

Lewis 血液型は，糖鎖抗原系血液型であり，2つの主要抗原である Le^a 抗原と Le^b 抗原により，Le(a-b+)，Le(a+b-)，Le(a+b+)，Le(a-b-) の4つの表現型に分類される．日本人では Le(a-b+) 型が多い．Lewis 血液型は，加齢に伴って変化する．抗 Le^a 抗体は IgG クラスで補体結合性があり，抗体力価が強い場合には溶血を示すことがある．

MAP 液

MAP 液とは，赤血球製剤に添加されている赤血球保存用添加液である．組成として，D-マンニトール（M），アデニン（A），リン酸二水素ナトリウム（P），クエン酸ナトリウム水和物，クエン酸水和物，ブドウ糖，塩化ナトリウムから構成されている．

Patient Blood Management (PBM) （Q017, Q047）

PBM は患者中心の輸血医療を行う概念で，そのアプローチとして，貧血への対処，失血の防止，限定的な輸血を柱としている．輸血療法を行う場合は最小限とし，患者自身の血液を有効に使用する目的で回収式自己血輸血が PBM のアプローチとしてコンセンサスが得られている．

Rh 血液型 （Q004, Q011, Q018, Q051, Q071, Q090）

Rh 血液型は蛋白抗原系血液型の代表的なものであり，50 以上の抗原が同定されているが，D，C，c，E，e の 5 抗原が主要な抗原として重要である．Rh 血液型をルーチン検査として検査する場合は，最も免疫原性が強い D 抗原について検査を行う．通常，Rh 陽性という言い方は D 抗原陽性を，Rh 陰性は D 抗原陰性をさす．日本人の RhD 陰性の頻度は，0.5%（200 人に 1 人）と少ない．抗 D モノクローナル抗体に対する反応性から，RhD 陽性と RhD 陰性の中間的な D variant が存在する．

Rh$_{null}$ 型 （Rh$_{null}$ phenotype）

Rh$_{null}$ は，Rh 血液型において，RhD 抗原，RhC/c 抗原，RhE/e 抗原をすべて欠失したものをいう．

WBIT （wrong blood in tube） （Q095）

WBIT は，英語表記では文字通り，採血管の血液検体は当該患者のものではなく，別の患者から採血されたものである，ことを示す用語である．日本では，患者誤認血液サンプルとして知られる．採血管の外見から，当該患者の血液検体であるか否かはわからない．輸血部門では，血液型検査の依頼の有無にかかわらず，ABO 血液型検査を行って当該患者の過去の検査履歴と照らし合わせ，提出された採血管が当該患者の検体であることを確認するのが一般的である．

〈大坂顯通〉

JCOPY 498-01930

実践！ 輸血療法 Q&A ⓒ

発　行	2021 年 8 月 5 日　1 版 1 刷
編著者	大坂顯通

発行者	株式会社　中外医学社
	代表取締役　青木　滋
	〒162-0805　東京都新宿区矢来町 62
	電　話　（03）3268-2701（代）
	振替口座　00190-1-98814 番

印刷・製本/横山印刷㈱　　　　　　〈MS・YT〉
ISBN978-4-498-01930-0　　　　　Printed in Japan